# L'INSTANT DE LA GUÉRISON

**Christian Flèche**
**Jean-Jacques Lagardet**

Le Souffle d'Or
05300 Barret-sur-Méouge
www.souffledor.fr

Autres ouvrages de Christian Flèche

• aux éditions Le Souffle d'Or :

***Mon corps pour me guérir***

***Décodage Biologique des maladies***

***Le Roy se crée***

• aux éditions Bérangel :

***Aujourd'hui, quelle aventure !***

• aux éditions Bernet Danilo :

***Le décodage biologique***

• en préparation :

***Protocoles et stratégies pratiques de guérison***



Illustration couverture : Marie Loiseau
Dessins intérieur : Pike (05)
Photocomposition : A' Prim / Serres (05)
Impression et façonnage : BCI / St-Amand-Montrond (18)

Dépôt légal : juin 2004
ISBN 2 84058 250 3

Le Souffle d'Or
BP 3
05300 Barret-sur-Méouge (France)
**www.souffledor.fr**

# SOMMAIRE

## REMERCIEMENTS

à Francesco Basile, Yves Michel, Philippe Peterson, Marie-Noëlle Brouta, Pike, Gérard, Anne-Luce, Marion et tant d'autres, amis de près ou de loin...

## DÉDICACE

Ce livre est un présent pour les bien (im)portants, les ex-malades, et les futurs ex-malades.

# Préface

Salomon Sellam

Le livre que vous tenez dans vos mains n'est pas tout à fait comme les autres. Depuis quelques années, de nombreux écrits exposent le Décodage Biologique en fonction des sensibilités de chacun des auteurs en relatant principalement leurs expériences cliniques et leurs réflexions théoriques et cela représentait un début – obligatoire ! – pour la diffusion de cette nouvelle manière de voir la maladie ou le trouble du comportement. Aussi, avons-nous reçu des témoignages d'amélioration voire de guérison "textuelle" quand le cas présenté "parlait" à une lectrice ou un lecteur.

Avec ce nouvel ouvrage, Christian Flèche et Jean-Jacques Lagardet franchissent un nouveau pas. Ils vont plus loin dans la réflexion qui hante toutes les personnes intéressées par le sujet de la guérison. Ils nous convient à une sorte de voyage dans notre fonctionnement biologique inconscient en retraçant un parcours possible allant de l'entrée en maladie jusqu'à sa sortie qualifiée d'amélioration dans un premier temps et de guérison ensuite. Pour cela, une symphonie jouée par un seul instrument de musique, l'accordéon, et des paroles écrites en cinq chapitres.

## *La musique : le son de l'accordéon*

Pour une personne demandant notre aide, après la consultation, il est important qu'elle garde au moins une image forte lui permettant de s'y référer. Aussi, cette superbe métaphore de l'accordéon devient-elle une trouvaille thérapeutique et diagnostique. Un seul déploiement de soufflet et voilà toute notre vie visualisée en un instant, avec le déroulement de ses paroles ajustées à notre mélodie intérieure. À nous de les lire, entre les soufflets et également en-dessous, au-dessus, sur les côtés et tout autour, même si nous ne les voyons pas consciemment avec nos yeux.

### *Les paroles*

Les chapitres sont abondamment illustrés par des exemples concrets, détaillés et contribuent grandement à la mise en place d'une série de réflexions générales qui traînent dans le cerveau de toute personne côtoyant de près ou de loin la maladie ou le trouble du comportement. « Comment suis-je passé dans cet état ? Comment puis-je en sortir ? » sont les principales questions abordées ici avec humour et compétence.

Vous trouverez également de nombreuses trouvailles pratiques et théoriques. Elles serviront aussi bien aux praticiens qu'aux particuliers.

### *Les acolytes*

Pour terminer, je voudrais renouveler toute ma confiance et mon amitié à ces deux acolytes.

Christian Flèche d'abord pour son humanisme débordant et sa quête continuelle afin d'aider l'Autre. J'ai eu l'occasion d'animer des stages avec lui. Un grand respect le caractérise, dans sa pratique et dans ses échanges. C'est un exemple pour tout formateur.

Jean-Jacques Lagardet que j'apprends à connaître de plus en plus. Ses nombreuses qualités de thérapeute, de chercheur et d'enseignant méritent d'apparaître au grand jour. Peu de personnes le savent, il est à l'origine de nombreuses idées qui circulent dans le milieu du Décodage Biologique. D'une finesse thérapeutique débordante et maintes fois pertinente, il consigne enfin une partie de ses trouvailles dans ce livre qui, je le pense et l'espère fortement, en inaugurera d'autres. Merci à tous les deux.

Je vous souhaite une bonne lecture.

# PROLOGUE

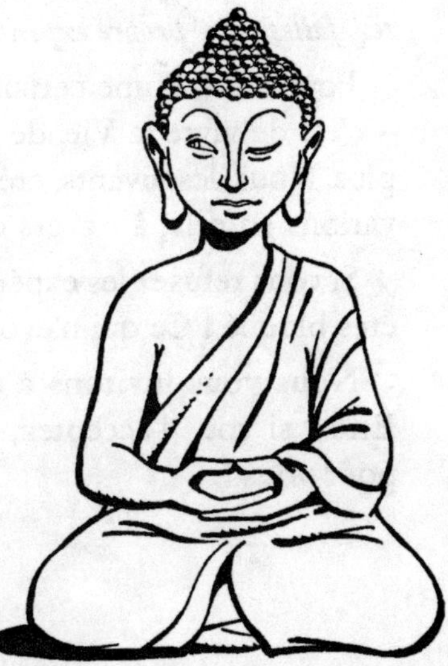

*« Ne croyez pas une chose simplement sur des ouï-dire.*

*« Ne croyez pas sur la foi des traditions parce qu'elles sont en honneur depuis de nombreuses générations.*

*« Ne croyez pas une chose parce que l'opinion générale la tient pour vraie ou parce que les gens en parlent beaucoup.*

*« Ne croyez pas une chose sur le témoignage de l'un ou de l'autre des sages de l'antiquité.*

*« Ne croyez pas une chose parce que les probabilités sont en sa faveur ou qu'une longue accoutumance vous incline à la tenir pour vraie.*

*« Ne croyez pas ce que vous vous êtes imaginé, pensant qu'une Puissance supérieure vous l'avait révélé.*

*« Ne croyez rien sur la seule autorité de vos maîtres ou des prêtres.*

*« Cela seul que vous aurez vous-même éprouvé, expérimenté et reconnu pour vrai, qui sera conforme à votre bien et à celui des autres, cela, croyez-le et conformez-y votre conduite. »*

Le Bouddha Anguttara Nikaya

Nous avons modifié les paroles du Bouddha. Nous vous proposons :

*« Écoutez-moi, ne me croyez pas, surtout ne me croyez pas ! Si vous l'acceptez, faites votre propre expérience ! »*

Pour nous, d'une certaine façon, le but de la Vie – un de ses buts – c'est de vivre la Vie, de *l'expérimenter* ; c'est d'Être, Être de plus en plus. Nous, les vivants, créons et expérimentons des comportements, varions en cela, à travers cela, grâce à cela, et pour cela.

Si vous refusez les expériences, si vous ne voulez plus évoluer, vous êtes bloqué ! Ce qui n'évolue plus va vers la mort...

Nous vous invitons à expérimenter, à évoluer, à lâcher prise, à Être... si vous l'acceptez, si vous trouvez cela juste, si cela est bon pour vous !

# INTRODUCTION

## Qu'est-ce que le changement ?

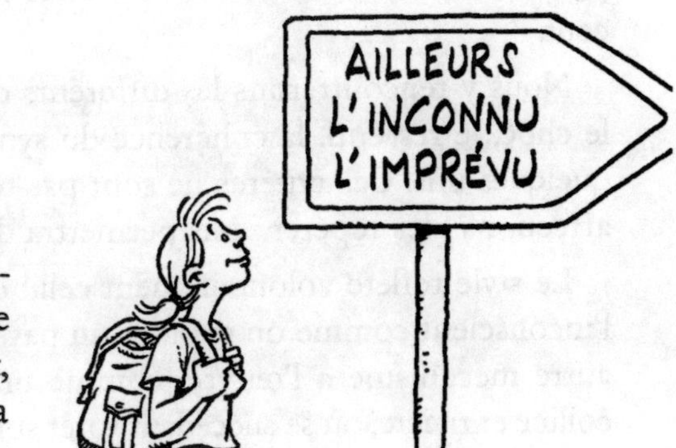


Quelles sont les caractéristiques de cet instant précis, de cette bascule ? Il y a un avant, il y a un après, et rien ne sera plus jamais comme avant !

Nous connaissons tous *cela*. La plupart du temps *cela* nous saisit, *cela* arrive par hasard, sans que nous ne choisissions ni ne décidions quoi que ce soit. Par conséquent, nous devenons objet du destin, esclave de notre inconscient.

Mais qu'est-ce qui nous fait bouger ? Fort souvent, le changement est dû à un choc tragique ou merveilleux, mais imprévu. Ce choc rompt la routine du quotidien.

Alors, voulons-nous continuer à subir sans être invité aux délibérations... ? Doit-on attendre le bon vouloir du hasard pour enfin devenir vraiment soi, se sachant soi et vivant de sa propre vie ?

## Le plan de ce livre

***Le diagnostic du problème fait parfois partie du traitement.***

Le premier chapitre traite spécifiquement du **passage en maladie**, le *'Bio-choc'*, de ses lois et de ses principes. Les connaître participe à la guérison, soit par une prise de conscience, soit par un choix de cibler le changement vers tel ou tel événement, comme par exemple travailler sur l'histoire des ancêtres plutôt que sur notre vécu récent.

Nous y rencontrerons les différents critères de mise en maladie : le choc, le ressenti, la cohérence du symptôme, pour n'en citer que quelques uns. Ces critères ne sont pas tous présents dans toutes les affections ; les repérer vous permettra de les traiter.

Le style reflète volontairement celui d'un promeneur qui explore l'inconscient comme on explore un paysage et remarque tel puis tel autre mécanisme à l'œuvre, comme une clairière enchâssée entre colline et rivière, où se succèdent forêt sombre et source secrète. Nous avons ainsi choisi de vous présenter nos observations de la façon la plus complète possible, sans schématiser. De temps en temps, des paragraphes « Protocole » – matérialisés par des étoiles ✱ – s'adressent de façon plus spécifique aux thérapeutes.

***Le passage en guérison a des lois générales et des principes multiples.***

Nous avons consigné dans le deuxième chapitre ce que nous avons pu constater lors de nos consultations en *'Bio-décodage'*. Ce chapitre contient le fruit de nos expériences jusqu'à ce jour, pour répondre à la question : « *Qu'est-ce qui permet de guérir ?* »

Comme le travailleur face à un meuble, vous allez pouvoir ouvrir successivement de multiples tiroirs et faire venir à la lumière, ce que vous avez constaté parfois sans pouvoir le nommer. Ce chapitre est le reflet d'une démarche de thérapie, de changement. On passe rapidement d'un sujet à l'autre, comme c'est le cas lors de tout entretien. **Le fil en est rarement rectiligne**. La rencontre avec l'inconscient ressemble plus à un idéogramme chinois, une figure heuristique, qu'une phrase logique et rectiligne ! Dans ces tiroirs vous allez pouvoir librement découvrir et reconnaître de multiples *outils à guérir*. Le seul lien entre ces outils est dans leur fonction : permettre le changement.

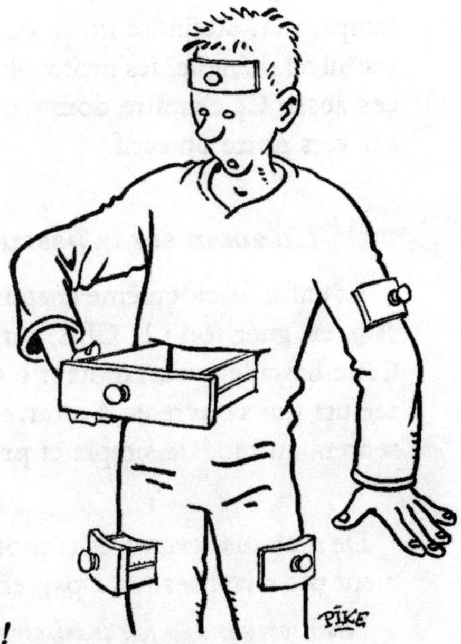


### *C'est la relation avec le thérapeute qui vous guérit !*

Le troisième chapitre traite d'un point particulier du changement puisqu'il s'agit du thérapeute ! En effet nous constatons que souvent l'attitude du **thérapeute**[1] fait partie de l'alchimie qui permet le passage en guérison. Dans cet ouvrage orienté vers le changement et l'évolution, il nous est apparu indispensable de consacrer une place à la relation patient – thérapeute. Cela afin de comprendre et de mieux utiliser ces mécanismes aidant l'évolution du patient.

### *Des modèles*

Dans le quatrième chapitre, nous rendons hommage à des **thérapeutes** hors du commun, tels que Messieurs Groddeck,

1. Nous utiliserons le terme de *thérapeute* pour des raisons de commodité. Il est évident qu'en fait il s'agit de toute personne, professionnelle ou pas, favorisant le changement. Il s'agit également de cette partie profonde et présente en chacun de nous qui nous rend capable d'évoluer en tenant compte des leçons de la vie.

Erickson, Rossi, dont l'étude nous permet souvent de gagner du temps pour atteindre notre but. Chacun d'eux avait sa structure de travail en thérapie, ses protocoles tournés vers la guérison, ses croyances aussi. Ce chapitre donne quelques clefs pour continuer d'avancer vers notre objectif.

### *Un zoom sur la bascule de la guérison*

Et enfin, le cinquième chapitre détaille l'instant très précis du passage en guérison : la CLÉ, ou *Connexion, Libération, Émerveillement.* Cette bascule est un moteur à 4 temps, une mélodie à 4 temps, une serrure qui s'ouvre en 4 mouvements. Ce dernier chapitre vous présentera un modèle simple et pratique.

De multiples exemples et protocoles, théoriques et pratiques, ponctuent ces chapitres pour parvenir à notre conclusion :

*Nous sommes à la fois le miroir et le visage, nous sommes ivres de la Coupe éternelle,* **nous sommes le remède et la guérison**, *nous sommes l'eau de la vie et l'échanson qui la verse.*[1]

## Métaphore de l'accordéon

Au fur et à mesure de l'écriture de ce livre, il nous est apparu que la mise en maladie comme la remise en santé, évoquent par certains aspects les soufflets d'un accordéon.

Lorsque l'accordéon est replié, il prend peu d'espace, peu de volume ; les touches de droite sont proches des touches de gauche. La perception des soufflets est partielle. On ne voit que leurs tranches et les tables latérales.

Cela ne veut pas dire que le soufflet a un aspect immuable. Cela veut dire qu'au premier regard, on ne voit qu'un état, qu'un aspect. On n'en devine pas forcement toute la fonction, tous les possibles.

1. Textes de Maître Soufi Jalaluddin Rumi librement adaptés par les auteurs.

Lorsque l'accordéon est déplié, on visualise à ce moment-là l'importance de la masse, de la matière, de l'espace, du volume de toutes les *séquences* qui séparent le clavier droit du clavier gauche.

Prenons l'exemple d'un phobique. Lorsqu'il a la vision d'une araignée, dans le millième de seconde qui suit, il est envahi par une angoisse. Entre la perception de l'araignée et l'angoisse, il y a des étapes intermédiaires silencieuses, inconscientes, aussi invisibles que les soufflets repliés de l'accordéon. Et pourtant elles sont présentes et agissantes.

Le thérapeute va tenter, si le patient le souhaite, et que cela est cohérent avec l'objectif de l'entretien, de **mettre de la lumière entre la cause et l'effet**. Il va déplier l'accordéon et laisser apparaître en pleine lumière, en pleine conscience, les étapes intermédiaires, les éléments qui vont de la cause à l'effet. Cette prise de conscience peut permettre de commencer à guérir. Cela implique que l'écoutant[1], suite à l'observation de son nouveau patient, **puisse faire des suppositions et mettre en lumière certaines des étapes inconscientes**.

L'objet de ce livre est de permettre au lecteur d'observer et/ou de provoquer le déploiement des soufflets de l'accordéon, c'est-à-dire de mettre (ou remettre) en pleine lumière les étapes cachées de la mise en maladie. Ce sont les soufflets de *l'accordéon-problème.*

Son intention est également d'amener à la conscience du lecteur les étapes qui facilitent la guérison. **Que fait le thérapeute consciemment et inconsciemment pour permettre au patient d'atteindre son objectif** (par exemple : la mise en guérison) ? Ce sont les soufflets de *l'accordéon de la guérison*.

1. Comme, par exemple, le thérapeute aguerri à son art et riche de toute une somme d'expériences.

## Le Bio-choc et la CLÉ

Dans le passé, certains auteurs ont parlé du Bio-choc[1], c'est-à-dire de l'événement à l'origine de la maladie, un **D**rame qui nous met **H**ors **S**ervice à une **D**ate, une **H**eure, une **S**econde. Ils ont mis à jour les principes fondamentaux de la mise en maladie, principes qui furent présents depuis toujours, mais que peu de personnes observaient jusqu'alors.

La compréhension de ces principes nous permet dès lors de remonter jusqu'à l'événement causal et traumatisant de la-dite maladie.

Mais il nous manquait quelque chose : **l'instant de la guérison.** Nous vous proposons donc de nous tourner vers la complémentarité de cette découverte que nous appellerons la CLÉ.

Les choses se passent en deux instants. Nous passons de l'état de bonne santé, de bien-être, à celui de maladie ou de mal-être à l'instant nommé BIO-CHOC. Nous passons de l'état de maladie ou de mal-être, à celui de santé, de bien-être, de mise en réparation à l'instant que nous nommons la CLÉ (acronyme de : **Connexion Libération Émerveillement**)

Mais en quoi consiste cet instant de passage en guérison ? Quel(s) nouveau(x) comportement(s) favorise(nt) et permet(tent) ce passage ? Quelle est la magie, quelles sont les lois, les principes, les réalités inconscientes tangibles et si passionnantes qui caractérisent, qualifient ce passage d'un comportement à un autre ?

C'est l'objet de ce livre, son sens, que nous, Jean-Jacques Lagardet et Christian Flèche, avec l'aide ponctuelle de Francesco Basile, voulons appréhender dans ce livre. Marc Fréchet, Milton Erickson et Ernest Rossi furent pour nous des guides tout au long de la rédaction de ces pages.

De par le monde et de tout temps, cette expérience de passage d'un état à un autre en un instant, de la santé vers la maladie, de la mala-

1. Au cours du développement historique de ce mouvement, est apparu le terme de DHS qui correspond à un choc biologique que nous appellerons également le Bio-choc.

die vers la santé, a existé. Il s'agit d'un instant préparé par des milliers d'autres instants, durant lesquels nous eûmes des milliers de comportements et croyances ; cet instant a pour conséquence des milliers de nouveaux instants habités par des nouveaux comportements et des nouvelles croyances.

Mille instants = mille comportements = mille croyances
→ **l'instant 'T'** → mille nouveaux instants = mille nouveaux comportements = mille nouvelles croyances → mille nouveaux instants 'T' → ...

Il existe de nombreux écrits sur la maladie, et sur ce qui permet la guérison. Notre curiosité, notre réflexion porte plus précisément sur : « ***qu'est-ce que l'instant de la guérison*** ? ». En guise d'illustration, voici un exemple de ce propos.

## Exemple de passage en maladie puis en guérison

En moins d'une seconde nous entrons en maladie. Et c'est en un instant qu'arrive l'entrée en guérison, comme dans cette histoire.

### *L'histoire du bruit du vent*

Une jeune femme d'environ 24 ans exprime sa difficulté. Elle a un bruit dans l'oreille, un acouphène qui la dérange depuis plusieurs mois. Elle dit que ce bruit ressemble au souffle du vent. Il lui est proposé de chercher ce qui s'est passé de dramatique pour elle au début de son problème. Elle retrouve rapidement l'instant de la difficulté et dit : « Mon jeune frère est mort brutalement d'un accident de la route. Le dernier moment de présence avec lui, ce fut lorsque je suis allée l'accompagner pour son dernier voyage au cimetière. Je n'acceptais pas sa mort. C'était quelque chose qui était contre nature pour moi. Il était si jeune ! »

Elle ajoute : « Je me souviens maintenant ; pendant qu'on le descendait dans la terre, il y avait un bruit de vent terrible. Il y avait ce vent qui soufflait. »

Elle a conservé la mémoire, l'image sonore de cet événement, en gardant le son du vent de cet instant. Comme l'a proposé Pierre Julien, elle veut perpétuer le contact au frère, et le lien qui la rattache à celui-ci c'est le bruit du vent.

Il lui est proposé alors d'embrasser son frère en lui disant : « Au revoir ». Elle l'embrasse... À l'instant où le baiser a claqué, elle a dit : « Le bruit a disparu ».

Ce qui peut intéresser tout patient et thérapeute, c'est d'entendre, de comprendre finement, ce qui se joue inconsciemment en cette femme dans sa biologie, sa psychologie, sa neurologie, pour pouvoir **faciliter la CLÉ** chez celle ou celui qui est atteint d'un comportement que l'on appelle maladie.

Qu'est-ce qui a permis et qu'est-ce qui s'est passé en elle dans cet instant de **prise de conscience corporelle** ?

C'est ce que nous allons développer tout au long de ces pages.

Chapitre 1.

# LA MISE EN MALADIE

Nos présupposés théoriques, relatifs aux principes de mises en maladie, ont un impact sur nos choix thérapeutiques.

Comprendre les principes mis en œuvre lors de l'entrée en maladie nous permettra de découvrir les principes et lois de la mise en guérison. C'est la raison d'être de cette première partie présentant les principes de mise en maladie ou Biochoc. Dans cette partie nous faisons un rappel des livres précédents de Bio-décodage (cf. bibliographie) en y intégrant certaines nouveautés.

## La maladie est un comportement particulier qui permet de vivre

Un des buts ou le but principal de la vie est de vivre, vivre pour perpétuer l'espèce !

La vie, quelle que soit son expression (végétale, animale, humaine) a des *lois* fondamentales (ou principes) et l'une d'entre elles est que **toutes les formes de vie expérimentent des comportements.**

Ces comportements sont des solutions biologiques aux problèmes de la vie.

Il existe essentiellement deux types de comportements :

- Le **comportement externe** est celui que tout le monde peut voir, entendre, constater, en étant à l'extérieur du sujet. Par exemple : Je me lève, je mange, je m'habille, je parle, je me déplace, j'ai une activité professionnelle...

- Le **comportement interne** n'est pas perceptible de l'extérieur, il est plus discret, plus secret, inconnu, intangible. Habituellement il passe inaperçu du sujet lui-même. Il est possible parfois de le deviner, de l'imaginer, de le supposer ; le plus souvent il n'est pas possible d'en savoir plus. Par exemple : une tension à l'estomac, une pensée, une émotion, une maladie à son début...

Ces comportements peuvent être associés, par exemple :

• J'ai très faim (*interne*), il y a de quoi manger dans le placard (constat, pensée : *interne*) ; je me lève, je mange (*externe*). Ce comportement (*externe*) a solutionné mon problème de faim (*interne*).

• J'ai peur de manquer de nourriture (*interne*) ; mon organisme – via l'inconscient, lui-même influencé par mes émotions – crée une **tumeur du foie** (comportement *interne*) afin d'y stocker davantage de glycogène.

• J'ai peur d'un danger qui s'approche de moi, tout proche de moi, ma vision de près devient performante : je deviens **myope** pour faire face à ce danger (comportement *interne*).

• Un jour, lors d'une fête foraine, la foule a été source de stress. Ce jour-là, en effet j'ai lâché la main de ma maman (*externe*) et je me suis perdu (externe par la situation mais aussi interne, car je me suis *senti* perdu) ; je fus suivi par des gens louches qui commencèrent à m'insulter (*externe*) ; en devenant **phobique** à la foule (*interne*), je tente d'éviter de me mettre dans la situation source de ce stress (*externe*).

Les **maladies** sont une forme de comportement interne particulier, comme par exemple de créer un trou dans l'estomac dans le cas d'ulcère. Ce **comportement**, centré sur l'intérieur, sur le corps (physique ou psychique), sur la fonction d'un ou plusieurs organes, tente **d'agir *indirectement* sur l'extérieur.**

Les comportements externes quant à eux, vont être orientés *directement* sur l'environnement extérieur, comme le fait de partir en courant, ou de se battre par exemple.

Ce comportement externe est lui-même en relation avec un comportement interne (la peur par exemple, et le besoin de sécurité) qu'il vise à satisfaire. Il est difficile d'envisager un comportement externe parfaitement gratuit. Notre biologie par tous ses comportement vise à satisfaire une réalité biologique telle que trouver de la nourriture (de l'argent, du travail), de la reconnaissance, de la sécurité, de l'estime, du plaisir...

Durant notre vie, nous passons d'un comportement à un autre comportement, et cela d'instant en instant, que nous soyons une plante, un animal ou un être humain. Nous réagissons au monde extérieur qui lui-même réagit en fonction de nos actes. Selon les saisons, les plantes fabriquent des fleurs ou des fruits ou encore se reposent ; de même les animaux ont un cycle de vie avec des temps de reproduction, d'élevage des petits, d'hivernage, etc.

Être malade est également une tentative d'adaptation au monde extérieur dans l'attente d'un éventuel changement de ce dernier. Lorsqu'il fait très froid dehors, je tremble ; ce sont mes muscles qui par ce comportement vont dégager plus de chaleur. Je transpire l'été pour me rafraîchir. Il s'agit là d'adaptations parfaites et transitoires.

Mais lorsqu'il s'agit d'un licenciement ou d'un autre drame, quelles sont les solutions qui vont nous permettre de nous adapter ? Être malade ? Pourquoi ? Et comment ?

D'abord approchons-nous de sens phonétiques possibles du mot 'maladie' :

### *Quelques propositions relatives aux sens cachés du mot* maladie :

• 1er niveau : J'ai du « mal à dire » **ce qui** me fait mal, qui me gêne, ce que je n'accueille pas.

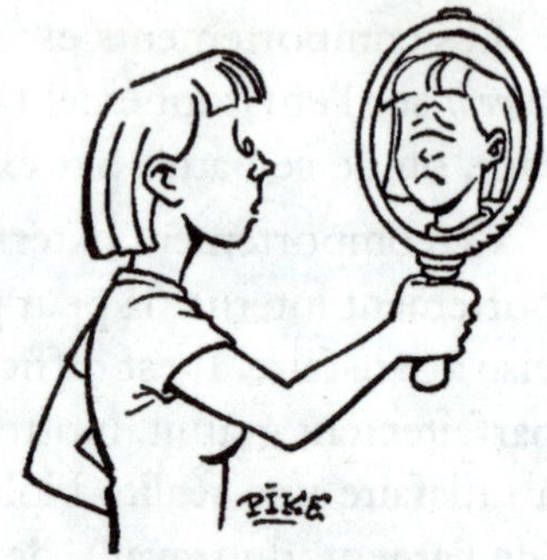


• 2e niveau : J'ai du mal à dire **que** j'ai mal. Cet aspect est inclus et caché dans la maladie : soit la difficulté est pour exprimer le mal-être, soit cette difficulté n'est pas entendue ou reconnue.

• 3e niveau : Je dis que j'ai mal. Ma maladie **est** le manifesté du mal-être.

• 4e niveau : Le sens de *mala.* Cette racine se retrouve dans deux mots : malaxé et mixé. *Mala* est d'origine grecque. *Mala* veut dire tourner en rond sans sortir. La maladie exprime le fait que je tourne en rond, que je ne sors pas de cette difficulté. J'ai beau chercher, je n'ai pas de solution que je puisse totalement accueillir[1].

• 5e niveau : Le niveau sacré de Mal – a – die. En latin *a* ou *ab* c'est porter loin, séparer, éloigner ; et *die* c'est le jour. Ici maladie évoque être mal, loin de, enlevé de, séparé de Die(s) c'est-à-dire de dieu/la lumière. Je suis mal quand je suis loin de la Lumière, quand je suis loin de Dieu. Le mal est dû à la distance entre l'homme et Dieu. Je suis dans cette illusion, dans cette croyance d'être éloigné ou séparé de Dieu.

### *Un exemple : l'eczéma*

L'eczéma représente souvent la situation de celui qui s'est senti aimé par le toucher et qui a perdu le *plaisir* de ce contact aimant ; ce contact lui apportait la sécurité.

1er niveau : « Me Caresse quitte M. Cajolé ; ce dernier a du mal à dire combien il souffre de cette perte de contact. »

2e niveau : « M. Cajolé garde pour lui en secret ce mal-être, il ne peut en exprimer l'émotion. »

3e niveau : « Quand M. Cajolé a des plaques d'eczéma (il s'est fait plaquer), son corps exprime son mal-être. »

1. Si je ne suis pas assez malin, je peux être amené à faire une maladie maligne.

4e niveau : « M. Cajolé a beau chercher une solution, il tourne en rond, il reste dans ce mal-être provoqué par la perte de contact.[1] »

5e niveau : « M. Cajolé ne peut ou ne veut pas accueillir tout l'amour inconditionnel dont il a besoin. Il est séparé de sa partie divine. »

Avec ce premier exemple, vous allez pouvoir être attentif à l'attitude du *'Psycho-Bio-Thérapeute'*, qui cherche chez le sujet ce qu'il n'a pas pu exprimer, et plus précisément : ce que personne n'a entendu et pris en compte. Où a-t-il si mal ? Qu'est-ce qui tourne en rond, caché en lui ? Quel est en lui le lieu de fracture entre l'Amour et lui-même ?

### *Un autre exemple : le rhumatisme articulaire aigu*

**Circonstances** : Au mois d'avril, un jeune homme de 14 ans arrive soutenu par sa mère. Il a mal à la gorge, aux articulations. Il a 40° de fièvre et ne peut presque plus marcher. Le diagnostic proposé est celui de rhumatisme articulaire aigu (RAA).

**Entretien** : Je lui demande s'il va faire un voyage ou s'il va se déplacer. Il répond qu'il n'y a pas de déplacement prévu. Nous cherchons d'autres possibilités de déplacement. La semaine suivante il y a les vacances de Pâques. Il évoque le sujet en disant qu'il a l'intention de rester chez lui, de ne pas partir. Il reprend : « Je reste chez moi, mon cousin vient me voir de Paris. » Quand il dit ça, son regard change. Il s'illumine. Qu'est-ce qui l'ennuie, le dérange dans cette situation ? Son cousin est plus âgé que lui, il a 16 ans ; il est comme son frère. Il ne veut pas qu'il reparte à la fin de vacances. Ce futur **départ est insupportable...**

**Proposition thérapeutique** : Dans cet instant, la chose la plus importante pour ce sujet est la présence de son cousin, présence qu'il veut permanente. Nous comprenons qu'il aime son cousin, qu'il aime beaucoup ce cousin, qu'il l'aime énormément. Je lui demande : « Quelle est la grandeur de l'amour que tu as pour ton cousin ? »

1. Il est figé ou bloqué dans ses émotions par cette situation.

Je commence à monter une structure. Il me répond : « Grand comme ça ! ». Je lui demande d'imaginer l'amour pour son cousin aussi vaste que la ville où il habite. Il me répond que c'est possible ; il le fait. C'est fait. Je lui demande d'imaginer que c'est encore plus grand, que c'est grand comme toute la Provence. Il me dit que oui. Il me répond que c'est possible, il le fait.

Je lui demande d'imaginer que cet amour est grand comme la France. Et puis, je lui demande d'imaginer que c'est grand comme la Terre. Et puis que ce soit grand comme le système solaire... Et quand l'amour qu'il a pour son cousin est aussi grand que le système solaire, je lui dis que tant qu'ils restent dans le système solaire, il sera toujours en contact avec son cousin par l'amour. Et il accepte alors de prendre contact par l'amour avec son cousin.

Dans l'instant, l'angine, les problèmes articulaires, la fièvre ont disparu. Il a mis une trentaine de secondes pour accéder à ses ressources.

La mère du patient intervient et demande ce qu'il convient de faire comme traitement. Je lui demande : « Un traitement pour quoi, Madame ? » Elle répond : « Pour son angine ». Je demande au garçon s'il a mal à la gorge. Il répond qu'il n'a plus mal.

« Et pour la fièvre ? » dit la mère ! Je lui demande de toucher son enfant : il n'a plus de fièvre !

Comment vont ses jambes ? Il a les jambes un peu en coton, mais il marche. Il a *guéri* en quelques instants de son problème rhumatismal et de son problème pharyngé.

Dans certains cas, les maladies infectieuses – comme les autres – guérissent en un instant, une phase, une étape, un stade. Une maladie, un problème peuvent évoluer voire disparaître en un instant.

À la fin de l'examen, après la conclusion clinique, nous cherchons quelle était l'intention positive de ce RAA.

Nous proposons :

Le sens du RAA : « Je ne veux pas que l'être (ou son substitut) que j'aime parte ou reparte. »

Le sens de l'angine : « Je serre pour que quelque chose d'important comme ma mère ou son sein, voire plus important, ne puisse pas m'échapper (parte ou reparte) ».

Le sens de l'atteinte des articulations des jambes qui ne bougent plus : « J'empêche un déplacement, je le rends très limité, presque impossible. »

Le sens de l'atteinte par le streptocoque[1] : « Je plie sous le poids d'une difficulté, elle me courbe. »[2]

Autres exemples de RAA :

- Un patient fait un RAA à l'âge de 6 ans. Son père était retourné en Asie et il ne voulait pas que son père reparte.

- Un autre enfant a eu un RAA sur le quai d'une gare. Il ne voulait pas que ses grands-parents partent. Grâce à cette maladie, à cause de cette maladie, ils ne sont pas partis. Cela a marché !

Un des sens du RAA : je veux empêcher le départ de l'être que j'aime. Je suis impuissant à réaliser ce projet car ma biologie ne peut agir que sur moi et pas sur l'autre. Pour le conscient biologique, l'autre n'existe pas[3]. Alors *la biologie* agit sur moi et c'est moi qui ai les jambes bloquées.

Nous pouvons proposer des décodages complémentaires pour les complications du RAA :

Le sens de l'endocardite : « J'en ai gros sur le cœur – j'en ai le cœur gros – je suis impuissant à empêcher le départ ou la fuite – cette fuite m'arrache le cœur – c'est comme si une partie vitale de moi m'était *arrachée.* »

Le sens de l'atteinte rénale : « Tout s'effondre s'il repart ». Cette atteinte du rein est reliée à un ressenti décrit comme un effondrement de la situation ou des valeurs.

Selon le ressenti, apparaîtra ou non telle ou telle complication.

1. Il s'agit d'un germe présent dans cette maladie.

2. D'après les travaux de Bernard Vial.

3. Cf. plus loin : 'Les 3 leurres'.

## Observation et critères de la mise en maladie en Bio-décodage

Voici maintenant un guide pour mettre en lumière les étapes de la mise en maladie, pour en comprendre les mécanismes cachés. Il s'agit là de notre expérience et de nos observations sur de nombreux patients. Vous allez parfois vous reconnaître ou reconnaître des vôtres à travers ces descriptions.

Gardez à l'esprit l'aspect pratique et concret de cette étude pour vous ouvrir à plus de sens et de conscience. Gardez à l'esprit qu'il s'agit là d'expériences humaines donc d'hypothèses qu'il convient de vérifier sans cesse sur le terrain. Nous vous présentons des observations si fréquentes qu'elles semblent parfois être des lois universelles. Il ne s'agit que d'une approche du vivant, d'une classification pragmatique de son vécu, ayant pour but d'en dégager vie et santé.

### *1. Disproportion entre un stimulus et sa réaction*

Pour le thérapeute un premier indice laissant supposer un problème non réglé va être la disproportion qu'il peut y avoir entre un stimulus et sa réaction, la vision de l'araignée et l'angoisse qui en résulte. Si quelqu'un part en courant face à un rhinocéros qui le charge, cela est bien proportionné, et bien en réaction avec le réel. Si quelqu'un face à la photo en noir et blanc d'une araignée inoffensive se met à hurler et s'évanouit, il y a une disproportion en **quantité de réponse**.

Cela nous donne une information, à savoir que le patient n'est pas en contact avec le monde extérieur de l'instant ; il tourne en rond dans son monde intérieur, il réagit et vit dans le passé.

### *2. Inadéquation apparente entre un stimulus et sa réaction*

Si face à un rhinocéros qui me fonce dessus, je me sens en colère, cette émotion-là n'est pas cohérente, elle n'est pas du tout adaptée à la réalité. Il y a une incohérence dans la **qualité de la réponse.**

La colère n’est pas adaptée à cette situation. Mais je peux déduire que cette colère est par contre adaptée à une situation passée, non réglée et occultée.

**Soufflets visibles et invisibles**

Cette incohérence de qualité ou de quantité laisse à penser au thérapeute qu’il y a un, deux ou plus de soufflets cachés, secrets, entre les deux tables de l’accordéon visibles de l'extérieur. Les soufflets intérieurs et intermédiaires sont des parties invisibles ou moins visibles – donc inconscientes.

Je vois une araignée en photo, c’est une table externe.

Je m’effondre en larmes, c’est l’autre table.

Entre ces deux, il y a des soufflets plus ou moins nombreux. C’est ce que nous allons étudier maintenant.

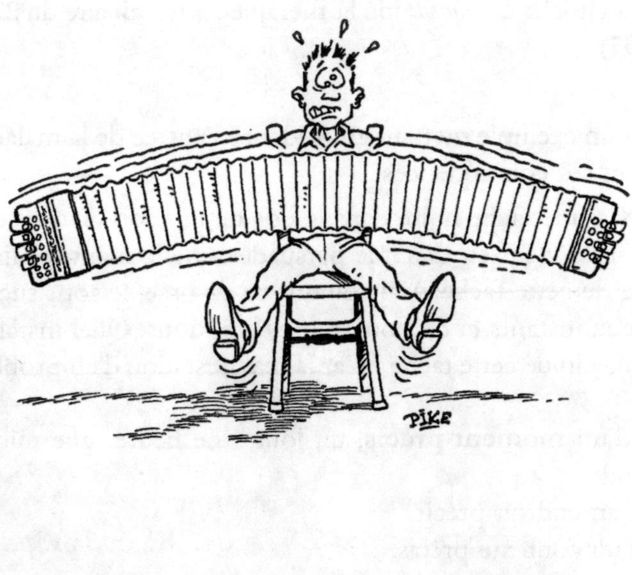

### *3. Le Bio-choc est un instant*

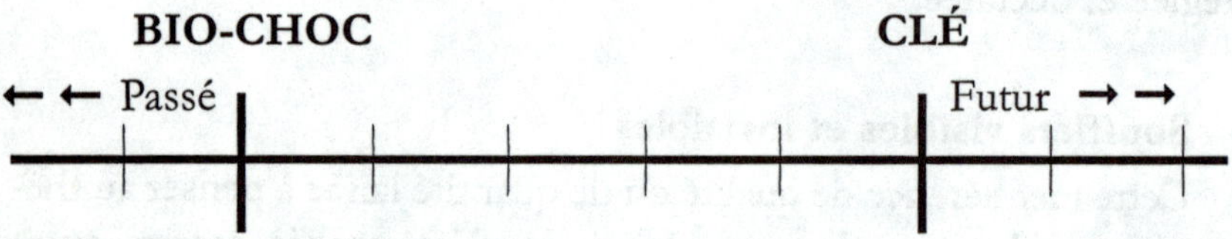


Sur cette notion d'instant, citons Marc Fréchet :

« *Les psy savent questionner les événements, mais ils oublient de les dater. Alors, on peut leur dire n'importe quoi, ils gobent. Par le fait que l'on précise les événements, il est plus difficile pour le « thérapisé » de dire n'importe quoi. Un complexe d'Œdipe, on s'en fiche. En revanche, un événement est quelque chose de précis, et cela précise quelque chose qui s'appelle le temps. Alors, on en prend pour moins d'années d'analyse. Quand le temps est marqué, on peut abandonner les griefs, quarante-cinq ans après... Griefs relatifs aux parents, parce que les couches-culottes, par exemple, n'étaient pas confortables. Vous vous rendez compte ! Aujourd'hui vous avez quarante-cinq ans, et vous râlez encore à cause des couches-culottes ! C'est comme s'il y avait un lapsus intellectuel entre le moment* [du choc]*et le moment* [de la thérapie]. » (séminaire du 22 novembre 1997)

Voici un exemple mettant en évidence l'entrée de la maladie en un instant et ses conséquences.

Me X a une tache noire dans le dos depuis son divorce datant de 6 mois. Elle vient en thérapie persuadée que le mauvais divorce est la cause de cette tache. Mais durant ce divorce se sont succédés de nombreux instants et de nombreuses émotions. Quel instant, quelle émotion, a initié cette tache ? Car la manifestation d'un problème survient :

- lors d'un **moment précis**, un jour, une heure, une minute, une seconde,
- dans un endroit précis,
- dans un contexte précis.

Cette femme a entendu, vu quelque chose de précis et cela a créé un **ressenti précis** (le sas magique de l'entrée en biologie). Ce ressenti s'est traduit sur une **zone précise du cerveau**, qui est en lien avec un **groupe précis de cellules**.

Quelques semaines avant le symptôme, un mardi matin, à 8 heures 35 minutes, assise dans sa cuisine, une amie lui annonce : « Ton mari dit à tout le monde que tu es une traînée depuis le 1er jour de vos fiançailles ! » À cet instant, elle se sent souillée dans son dos en ce qui concerne son passé. Le cortex du cervelet est relié à ce type de ressenti, il décode les mélanocytes de la peau. Ces derniers fabriquent davantage de mélanine (comme pour le bronzage) qui permet d'obtenir une protection contre toutes sortes d'agressions comme le soleil (et par extension contre la médisance). La tache noire apparaît dans son dos car le mari parle *dans le dos* de l'intéressée, il salit le passé.

Ayant retrouvé cet instant précis, la patiente peut en exprimer toute l'émotion. Sans cela, elle n'exprimera que des pensées, des commentaires (qui nous apprennent « comment taire ») sans vertu thérapeutique ; parler ne fera que renforcer sa colère, sa dépression, etc. Pour guérir, le passage en émotion semble être une étape incontournable.

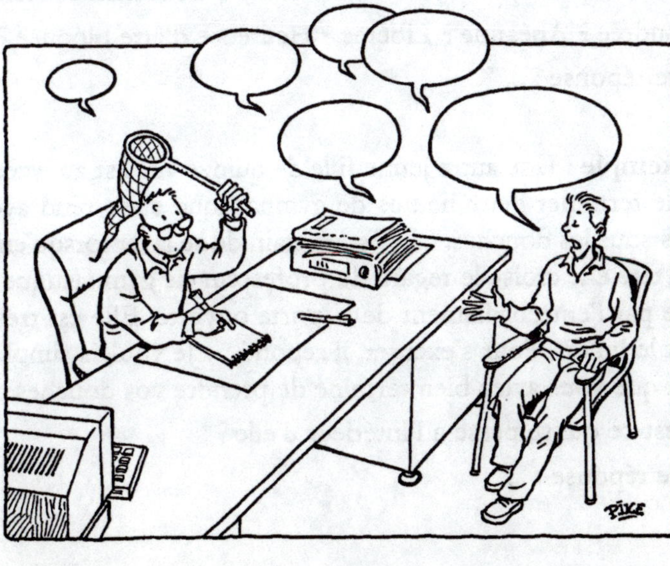

### *4. Le Biochoc est un ressenti*

Tout thérapeute, tout soignant, toute personne qui aide, privilégie naturellement ses propres croyances durant la rencontre. Le nutritionniste s'intéresse à la composition des repas de ses patients, l'astrologue à l'heure et au lieu de naissance, le psychogénéalogiste à l'histoire des ancêtres... Le *psycho-bio-thérapeute* dirige l'attention du sujet vers le ressenti.

Voici 5 histoires, quels en sont à votre avis les ressentis ? Écoutez bien et faites vos déductions, vous pouvez d'ailleurs les écrire.

**1er exemple** : Une adolescente de 14 ans habite à Marseille, à cent mètres de la plage. Ses copines lui téléphonent. C'est le mois de juillet, il est quatorze heures. Elles lui disent : « On t'attend dans ½ heure sur la plage. » Il fait chaud, elle a tout son temps libre. Elle va voir sa mère qui est dans une autre pièce de la maison. Par correction elle lui demande : « Est-ce que je peux aller rejoindre mes copines à la plage ? » Sa mère lui répond : « Bien sûr que tu peux y aller si tu ne m'aimes pas ! »

Qu'est-ce qui se passe à l'intérieur d'elle ? Comment se sent-elle ?

Effondrée ? Anéantie ? Libérée ? Heureuse d'être bloquée ?

Votre réponse : ...

**2e exemple** : Une autre jeune fille de quinze ans est au lycée. Elle vient de terminer deux heures de gymnastique et se rend avec ses copines sous les douches. Elle est en train de se laver lorsqu'en tournant la tête elle croise le regard du professeur de gymnastique qui la regarde par l'entrebâillement de la porte ouverte. Elle est très choquée et le lui dit. Pour s'excuser, il répond : « Je voulais simplement vérifier que vous aviez bien terminé de prendre vos douches. »

Qu'est-ce qui se passe à l'intérieur d'elle ?

Votre réponse : ...

**3e exemple** : Un enfant vit à la campagne. C'est un petit garçon de dix ans environ. Il adore les animaux et encore plus une ânesse qu'il connaît depuis « toujours », ânesse avec laquelle il se promène. Tantôt il est à son côté, tantôt il est sur son dos. Il la bichonne, il la nourrit. Cela fait des mois qu'elle attend un petit bébé, un ânon. Il en est heureux. Il s'en réjouit. Il a chaud au cœur. Il la veille chaque jour, chaque nuit, mais c'est en son absence qu'elle va mettre bas un petit ânon, debout au-dessus d'un petit ruisseau. Lorsque le garçon revient, il cherche son ânesse et la trouve au-dessus du ruisseau, le bébé sous elle, mort, noyé dès la naissance. Choqué, il va prévenir sa mère qui lui répond : « Je ne vois pas où est le problème. Tu le mets sur ton dos et puis tu l'emmènes à la poubelle », répond la paysanne !

Qu'est-ce qui se passe à l'intérieur de lui d'instant en instant :

- au moment où il apprend que son ânesse attend un ânon ?

  Votre réponse : ...

- quand il voit l'ânon noyé ?

  Votre réponse : ...

- lorsque sa mère lui dit d'aller le jeter ?

  Votre réponse : ...

- quand il le porte sur son dos ?

  Votre réponse : ...

- quand il le jette dans la poubelle ?

  Votre réponse : ...

**4e exemple** : Un pré-adolescent a un père militaire, extrêmement sévère et très pointilleux sur la bonne éducation. Il a une volière avec des colombes. Le père pratique la politique du mauvais point. C'est-à-dire que chaque fois que son enfant fait une faute, il a un mauvais point. Quand il fait tomber sa cuillère de la table, il a un mauvais point. Quand il fait une tache sur sa chemise, il a un mauvais point, etc. Son père a un carnet où il coche la liste des mauvais points. Lorsque le total arrive à dix mauvais points, il claque dans ses mains, la bonne arrive. On amène une de ses colombes, on lui tord le cou pour éponger, effacer la dette des mauvais points. La liste sur le carnet repart à zéro. Devenu adulte, il est devenu végétarien !

Qu'est-ce qui se passe à l'intérieur de lui ?

Votre réponse : ...

**5e exemple** : Une femme a eu un cancer du sein, puis un cancer du sacrum et un cancer de la tête fémorale. Son intention est de se faire enlever la tête fémorale après radiothérapie. La situation suivante est retrouvée : à l'âge de 24 ans, elle est en fin d'une grossesse, sur le point d'accoucher. Sa mère adoptive arrive alors, contre le gré de sa fille qui n'est pas capable de lui dire qu'elle ne veut pas qu'elle soit là, elle ne sait pas s'opposer à sa présence. Elle va subir la présence de cette personne pendant l'accouchement, et dira ensuite : « Cette présence était pour moi une charge, un poids et pas une aide. »

Qu'a-t-elle ressenti à ce moment-là ?

Votre réponse :...

Dans ces histoires, nous observons le passage de l'état de bien-être à celui de mal-être, en un instant : c'est le Biochoc. Mais dans ces situations, excepté la dernière, nous ne pouvons pas savoir quels furent les ressentis et ce qui s'est passé ensuite : y a-t-il eu maladie ou pas ? En réalité, il y eut les maladies suivantes :

1er exemple : sclérose en plaque car le mouvement est contrarié ou impossible.

2e : mélanome car l'intéressée s'est senti souillée.

3e : hypertension artérielle car le ressenti a été l'anéantissement en présence de liquide ; l'enfant par ailleurs est devenu bouddhiste.

4e : sida, car tendance suicidaire.

5e : cancer des os car cette personne a subi, ressenti, des dévalorisations profondes multiples.

### Chronologie naturelle et chronologie en thérapie

Le ressenti éprouvé à l'instant du choc et qui est refoulé, est lourd de conséquences pour le corps. Il est important de pouvoir le repérer et de lui permettre une forme d'expression salutaire. Le ressenti succède au Bio-choc, il est à la fois un sas d'entrée et un sas de sortie du corps.

Dans la vie, le **mouvement naturel du temps** va dans le sens suivant : événement extérieur, ressenti non-exprimé, maladie.

Dans la thérapie, le mouvement de recherche va dans le sens inverse : maladie, ressenti biologique relié, événement causal.

Voici une suite d'exemples qui vont vous familiariser avec cette démarche.

### Exemple de symptôme : l'eczéma

Dans les exemples suivants, nous connaissons le symptôme, l'eczéma, et nous ignorons le Biochoc. Nous allons observer *différentes* histoires, dans des contextes *différents*, avec des comportements *différents,* mais un ressenti commun qui a donné un symptôme *commun* : l'eczéma. Comme nous l'avons proposé précédemment, le ressenti biologique conflictuel de l'eczéma est : « Je me sens séparé du plaisir d'un contact de peau à peau ». En effet une des fonctions essentielles de la peau est le contact : toucher et être touché. En cas de séparation mal vécue, perte de ce toucher de peau à peau, disparition de ce plaisir du contact, la couche superficielle de notre corps, l'épiderme, se desquame, les cheveux tombent, des micro ulcérations cutanées se creusent : c'est l'eczéma.

• 1er exemple : Un jeune homme d'une vingtaine d'années, un peu rondelet, timide se présente. Il a un eczéma qui siège au niveau de la **face, du ventre et des deux plis du coude.** Je cherche les séparations qu'il a eues. Il me raconte différentes séparations familiales : décès de grands-parents, etc. Cela ne coïncide pas avec les dates. En fait, l'eczéma n'est pas tout à fait un strict conflit de séparation.

L'eczéma est un conflit avec une situation de séparation. L'eczéma correspond souvent à la situation suivante : « *Je suis séparé d'un contact qui m'apporte le plaisir, la sécurité, le contact dont j'ai besoin ; ce contact dans l'instant est essentiel pour moi* ».

Alors je cherche de quel plaisir il peut être séparé. Et je lui demande depuis quand, précisément, est apparu cet eczéma. Il me dit : « C'est apparu depuis que j'ai passé le bac. » « De quoi avez-vous été séparé quand vous avez passé le bac ? » « De rien du tout. » « Qu'est-ce qui s'est passé ? Qui vous a fait plaisir quand vous avez passé le bac ? » Il m'explique : « Pour la première fois de ma vie, j'ai tenu dans mes bras ma fiancée. » Il me raconte : « Je la connaissais depuis un an et au mois de janvier, lorsque mon père est mort, nous sommes devenus amis. Mais je n'ai jamais osé ni lui prendre la main, ni lui déclarer ma flamme. » Et en fait, pendant six mois, il se sent séparé du plaisir de la toucher. Et l'eczéma est lié à ces six mois où **il désirait la prendre dans ses bras, contre son visage et son ventre sans jamais oser le déclarer ou le faire.**

• 2e exemple : Une enfant de deux ans fait un eczéma **au pli du coude et derrière les genoux**. Cet eczéma est sec, démange et suinte davantage la nuit. Juste avant, sa mère qui s'était arrêtée de travailler a repris le travail. Elle est institutrice en maternelle et lorsqu'elle rentre le soir, elle est sans patience. L'enfant se sent incomprise, seule, boude et souffre de cette séparation ; elle ressent **le besoin d'être contre sa maman, d'être prise dans ses bras**. Elle a besoin de ce contact plaisant, agréable et sécurisant.

Autre situation, autre cadre, même ressenti.

• 3e exemple : Une personne a un eczéma au niveau du **sein gauche**. Elle a onze mois de plus que son frère. Quand elle a six ans, son père s'absente pour reprendre ses études. Il ne revient que pour les vacances. La mère reprend également des études. L'enfant protège son frère, elle le materne. Lorsqu'elle a douze ans, arrive l'eczéma. Son frère n'a de cesse de la critiquer : « Tu es moche, tu es laide, tu es grosse. » Ils ne se comprennent plus, c'est la fin de la complicité. C'est le choc : « **Je suis séparée de mon petit frère qui avait onze mois de moins que moi et que je maternais.** » Le sein se crevasse, il est douloureux, il coule. Le conflit a des hauts et des bas. À dix-sept ans, le jour de son anniversaire, ses parents divorcent ; ils oublient que c'est son anniversaire, il n'y a pas de cadeaux. Elle se sent séparée du plaisir d'avoir un cadeau d'anniversaire.

Autre situation, même ressenti, même symptôme.

• 4e exemple : Une autre femme a de l'eczéma sur les **lèvres.** Voici le choc : elle n'a pas pu faire la respiration artificielle à son père quand elle aurait dû le faire parce qu'il était en train de mourir et avait du sang dans la **bouche.** Elle avait un besoin *vital* de faire cela. L'eczéma vient quelques années plus tard lorsqu'elle fait du théâtre et va revivre cette scène au cours d'un jeu de rôle.

Autre situation, même ressenti, même symptôme.

• 5e exemple : Une personne a de l'eczéma sur les **paupières** et dans les **oreilles**. Dans cette famille, il n'y a pas de cousin, il n'y a pas de frère ni de sœur ; elle est le premier bébé de la famille. Elle est la Première fille de papa, de maman, la Première petite fille des grands-parents paternels et maternels. Elle est portée aux nues, tous les regards sont sur elle ; elle est admirée. Son père, dès la naissance, l'amène au bal ; c'est sa fierté !

Elle est toujours dans un contact fusionnel avec sa famille. Tout va bien. Des années plus tard ses parents ont un deuxième enfant, un garçon. À ce moment-là, elle se sent séparée du **regard** des parents, de la **parole** de la famile au sens large : père, mère, oncles, tantes, grands-parents. Elle n'est plus en contact avec ce bonheur, cette préférence inconditionnelle qui lui apportent sécurité et plaisir.

Autre situation, même ressenti avec d'autres nuances, même symptôme : l'eczéma, autres localisations.

6e exemple : Une personne consulte pour un eczéma **des paupières, des oreilles et de l'anus**. Elle est l'aînée et lorsqu'arrive sa petite sœur, elle est très jalouse, elle se sent séparée du privilège d'avoir tous les plaisirs, tous les cadeaux à Noël. Ensuite, son père ne la regarde plus, ne l'écoute plus, il lit le journal à table, il écoute la radio. Elle veut faire l'intéressante pour qu'il la regarde et l'écoute, mais il n'y a plus de contact avec lui. Plus tard, elle aura une rupture affective avec son mari ; elle se sent **sur la touche,** séparée. Début de la fissure anale qui ne guérit pas.

Autre situation, même ressenti, même symptôme : l'eczéma.

7e exemple : Un bébé de trois mois à un eczéma sur **les joues, les épaules, les coudes, les membres inférieurs**. La mère a trente ans au moment de la naissance du bébé. Avant la conception de ce bébé, elle était jalouse de sa belle-famille qui était trop présente dans son couple, dans son foyer. Elle se sent séparée de son mari, elle veut l'exclusivité ! Elle n'aime pas sa belle-famille. Alors elle va faire un enfant pour avoir son mari pour elle toute seule, pour ne plus être séparée de lui, pour créer une famille, pour que son mari ne soit qu'un avec elle. C'est un fort désir de fusion. Quand arrive la date de l'accouchement, elle ne veut pas accoucher . Elle accouche avec plusieurs jours de retard car elle ne veut pas être **séparée de son bébé**, elle retarde la date de la séparation. Elle ne veut pas qu'il soit pris dans les bras de la belle-mère, du beau-père, du beau-frère ; elle ne veut pas le partager. Cette situation va durer jusqu'au moment où elle décide de partir à l'étranger ; ce qui est pour elle la solution de son problème.

Autre situation, même ressenti partagé avec l'enfant qui prend le symptôme : l'eczéma.

Cette description de plusieurs histoires conflictuelles dit l'importance non pas de l'événement mais du ressenti : besoin de fusion, de plaisir, de contact, de sécurité...

Mais qu'est-ce que le ressenti ? Peut-on le distinguer du sentiment, de l'émotion... Et comment ? Et pourquoi ?

### *5. La cible de la biologie : le voyage de l'extérieur vers l'intérieur*

Dans les propos du patient, nous pouvons discerner l'endroit où est portée **son attention,** par exemple :

« Le rhinocéros a une grosse corne pointue qui se dirige vers moi à vive allure. »

« Je prends ma fiancée dans mes bras. »

« Ma belle-famille est stupide. »

« Je pense que je suis fâché. »

« J'ai un nœud à la gorge. »

« Je me sens... terrorisé ! »

Le thérapeute observe si le patient est en contact avec l'intérieur ou l'extérieur. Tant que le patient s'exprime à propos de **l'extérieur,** de l'**événement**, des **autres**, il ne s'implique pas, il est dans le mental, dans le descriptif, l'analytique. Il n'est pas en contact avec lui-même, il est séparé de son ressenti.

Ex : « L'ânon est mort noyé. » – « Le prof de gym regarde mes seins et mes fesses alors que je suis nue. »

Ces informations sont sans utilité pour le thérapeute et le changement.

Lorsque le patient parle de lui, il s'implique et se dirige vers son intérieur. Il accepte de prendre contact avec lui-même, avec son ressenti.

**Nous proposons le modèle, la structure et les définitions suivantes :**

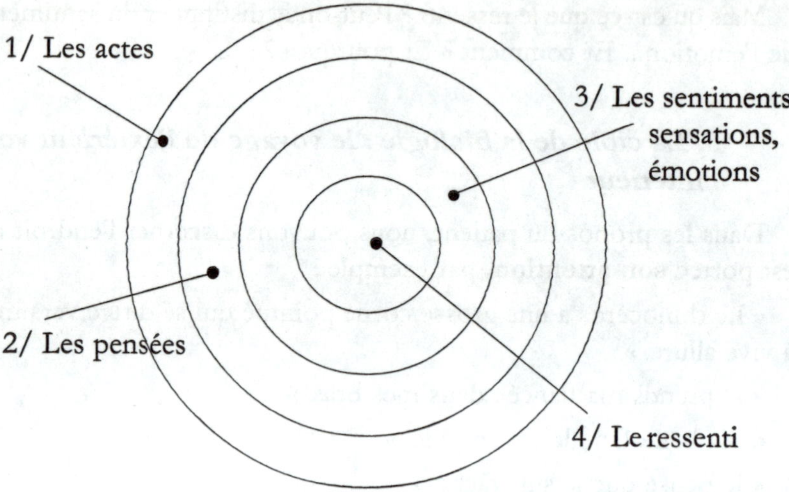


**1/** La partie la plus superficielle correspond aux **actes** ; c'est ce qui est fait. « Je garde mon bébé contre moi. » « J'ai porté l'ânon jusqu'à la poubelle. » Ce comportement externe est ce que tout le monde peut voir, entendre, percevoir de l'extérieur – comme les gestes et les paroles.

**2/** Un peu plus vers le centre se situe ce qui est **pensé** (la pensée, les croyances). Dans cette partie, nous sommes encore loin du ressenti. « Un père doit toujours s'occuper de sa fille. »

**3/** Toujours plus vers le centre, après les pensées, se trouve le niveau des **sentiments.** Ce niveau concerne les jugements, les opinions, qui sont à la frontière entre pensée et sensation. On n'est pas très loin des pensées, du mental, pas très loin des émotions. Mais, aucune sensation physique n'accompagne les propos du patient.

Le sentiment est à cheval entre le **senti** et le **mental.** C'est une espèce de pont qui s'installe lorsque nous voulons associer, réunir du mental avec du ressenti.

À un autre niveau, on peut ajouter que le mental étant réputé menteur, le sentiment c'est lorsque l'on se *ment* sur ce que l'on ressent. Ce fonctionnement est souvent généré par l'expérience suivante : « Il a été mis du jugement sur ce que j'ai senti ! » Par exemple : « Je pense que c'est de l'angoisse qui me fait agir. » « C'est normal que cette situation-là me mette en colère ! »

Puis viennent les **sensations,** elles sont conscientes et se manifestent dans le corps. « Lorsque mon père tue une colombe, je sens tout mon corps se glacer puis mes muscles se mettre à trembler ; mon cœur s'accélère et ma mâchoire se crispe. »

Les **émotions** sont plus conscientes que le senti. C'est la conscience d'un mouvement intérieur, d'une expérience de mes cellules. « Ça bouge en moi. » L'émotion est un découpage large de tout un groupe de ressentis. Nous pouvons citer 4 grandes émotions : colère – peur – tristesse – joie.

**4/** Le centre de la cible intéresse prioritairement le psycho-bio-thérapeute. C'est ce que le sujet **ressent** précisément en lui au moment où *« le regard de cet homme se pose sur mon corps totalement nu sous la douche. »* Ou *« au moment où je vois ce bébé noyé sous le corps de sa mère puis dans la poubelle ».*

Ce point est fondamental : qu'est-ce que la personne ressent ?

Le **ressenti**[1] se joue, se vit à l'intérieur de l'individu suite à un événement. Par exemple quelqu'un voit une araignée, et dans l'instant qui suit arrive une sensation : l'estomac se serre, ou la gorge fait un nœud. Le ressenti se perçoit avant tout, par sa trace corporelle, par une « sensation », qui est dans une logique propre. Une logique tout à fait indépendante de celle de l'intelligence ou de l'esprit. « J'ai beau me dire que c'est idiot d'avoir peur, je ne peux pas faire autrement. »

Exemples de ressentis : « Je me sens submergé – anéanti – soufflé – impuissant – démuni – atterré – terrorisé – effrayé... »

Cette étape du **senti** est inconsciente ; en devenant consciente, elle est **ressentie** et perçue comme désagréable.

1. À propos du mot « ressenti » : ce mot n'existe pas encore dans le dictionnaire français sauf en tant que participe passé du verbe ressentir. Nous allons l'utiliser abondamment comme nom commun dans le language du Décodage Biologique, comme étant la pierre de touche de cette démarche.

Voici d'autres exemples de ressentis : « Je me sens libéré – allégé – joyeux – redressé – soulagé... » Cette étape sera finalement perçue comme agréable ou libératrice.

À propos du ressenti je vous propose cette lecture du Maître soufi Rumi :

*« Quoi que je puisse dire pour parler et décrire un ressenti et pour l'expliquer, quand j'arrive au ressenti lui-même, j'ai honte de mon explication. Bien que le commentaire de la parole rende les choses claires, le ressenti sans parole a souvent plus de clarté. »*

*« Tandis que la plume se hâtait pour écrire, elle s'est brisée dès qu'elle est arrivée au ressenti. En parlant du ressenti, l'intellect gît impuissant tel un âne couché dans la boue. C'est le ressenti seul, qui est l'explication du ressenti ».*

C'est l'expérience qui amène au ressenti : expliquez-moi s'il vous plaît l'odeur de la rose !

En résumé de cette classification, voici un **exemple :**

« Dès que je suis dans un embouteillage (*situation extérieure*), je fume (*actes, comportement externe*), je vois tout en noir, je suis sûr que tout ça est fait exprès contre moi (*pensées*), j'ai une boule à la gorge (*sensation*) et je me sens... (*senti*) comment dire ? démuni (*ressenti*) ! »

Nous pouvons maintenant **détailler** ce que nous avons pu commencer à observer au début de ce paragraphe :

**1/ l'environnement – l'événement** : « Mon père s'occupe surtout de mon frère », crée

**2/ le sens** donné à l'événement (par une ou des expériences antérieures, les nôtres comme celles d'autrui) : « Je ne suis pas intéressant », d'où s'en suit

**3/ le senti** (avec ou sans conscience de l'émotion) : « Je me sens nul », puis

**4/** le comportement adaptatif – **les actes – le ou les symptômes** : « Pour être remarqué, je fais du cinéma, du théâtre ou une leucémie ».

### *6. Le sens : le ressenti renvoie à un sens donné à l'événement*

Une *chose* est toujours reliée à autre *chose*. Ainsi un symptôme parle d'une émotion que l'on ne peut dire en une phrase, il *parle* d'un événement vécu. La chose parle toujours d'autre chose que d'elle-même, elle parle au-delà de l'apparence.

Exemple : j'offre un bouquet de fleurs à ma compagne. Elle sourit en le recevant. Elle se sent heureuse (*ressenti*). Ce ne sont pas les fleurs qui la rendent heureuse mais le sens qu'elle donne à ce geste. Pour elle les fleurs parlent d'autre chose que de fleurs ! Elles disent l'amour que j'ai pour elle...

Par ailleurs, en agissant sur le sens de la chose, on agit sur la chose. En agissant à un niveau, on agit toujours ailleurs. **En agissant sur le sens, on agit sur la forme.**

Nous pouvons nous demander maintenant ce qui fait que je ressens la chose de la sorte ! Pourquoi je lui donne *tel sens* ? Quel est le préalable ?

### *7. Pré-problème et Mission : qu'est-ce qui fait que la situation est vécue comme un drame ?*

Exemple : « Je suis un enfant, ma raison de vivre est mon animal ; ce dernier meurt. J'ai perdu ma raison de vivre ! C'est le vide ! »[1] Mais souvent le problème se situe avant la mort de l'animal. Pour cet enfant le deuil est impossible. Mais pourquoi ?

C'est à cause d'un **attachement** excessif, d'une forme d'**identification** ou d'un enjeu à la fois affectif, psychologique, humain, je dirais même **existentiel** qui se trouve associé à une **relation**, à une personne, à un métier, à une activité ou autre chose.

1. Il est possible de se demander : *Que vais-je mettre à la place ?* La biologie naturellement ne connaît pas le rien, le vide : spontanément, j'y mets de la souffrance, du souvenir, de la culpabilité, de la motivation, en tous les cas un sens, une expérience...

Quel est le pré-problème ? Quelle est ma raison d'être, c'est-à-dire ma raison de vivre, ma raison d'exister, qui, par défaut devient cause de souffrance, de mort ?

## Quel est réellement le problème ?

Le problème apparent, conscient, la plainte, est souvent attribué à l'événement, à l'environnement. En changeant de niveau, le problème apparaît dans la structure du sujet : ses valeurs, ses croyances, ses attentes.

Dans notre exemple, le problème n'est pas le décès du petit animal de compagnie, mais dans le rôle attribué à cet animal. La structure précède le choc ; le choc révèle la structure.

Exemple : un homme veuf a un seul enfant, une fille. Ses liens familiaux avec ses propres parents sont médiocres. Par ailleurs, il ne fait rien pour lui-même, il n'en sent pas le besoin. Il satisfait le plus possible sa fille qu'il chérit. Sa mission est de transmettre quelque chose à son enfant.

Ce système a pour but de lui apporter deux types de bénéfices. L'un est de donner quelque chose à l'enfant, l'autre est d'en tirer pour lui-même quelque chose de gratifiant. Ainsi pourra-t-il se dire : « *J'ai réalisé ma mission.* »

C'est le sens de sa vie : rendre son enfant heureux passe avant tout. Son bonheur passe par le bonheur de l'enfant. L'enfant meurt. Le deuil après le départ de l'enfant est impossible. À l'évidence il ne pourra plus réaliser *sa* mission. Il ne pourra pas rendre son enfant heureux puisqu'il n'y a plus d'enfant. Il n'a plus de raison d'exister. C'est sa croyance. Il croit ne plus avoir de mission. Cet homme est persuadé qu'il ne pourra jamais faire le deuil de cette enfant et qu'il est condamné à être triste à vie.

Un aspect de la thérapie est le changement. Ce dernier permet à cet homme de découvrir que cette enfant remplissait une mission existentielle ; il met en évidence le fait que la structure-problème était antérieur au décès, qu'il avait tout investi sur cette enfant, à cause d'un interdit de s'occuper de lui-même. Progressivement, il se donne de la valeur. Au cours de la thérapie, il change à tel point qu'il va vendre la maison, déménager, changer de lieu, de métier, il va vendre tout ce qui appartenait à sa fille. Il va également se remarier. Il va se réinvestir dans une nouvelle vie, dans une nouvelle mission, un nouveau sens ; il a créé une nouvelle relation à cette enfant qui maintenant est partie. C'est une nouvelle relation à lui-même.

### La mission

Un médecin qui connaît les principes du décodage biologique reçoit en consultation un homme qui lui présente les résultats d'un bilan sanguin. En lisant le compte-rendu, le médecin est surpris par le taux de PSA qui est hors norme. Les PSA sont un marqueur d'activité de la prostate. La normale est de l'ordre de 5 ou 6 unités ; le consultant a un taux qui s'élève à 2500 unités. Ce chiffre représente environ l'activité de 500 prostates qui fonctionneraient en lui.[1] Le médecin lui demande ce qui se passe, quel est le drame énorme et hors norme qu'il vit.

Le consultant raconte : « Ma femme et moi formions un couple de type fusionnel. C'est-à-dire que je vivais pour elle et qu'elle vivait pour moi. L'un était la justification, la mission de l'autre et réciproquement. Elle est décédée. Je me retrouve tout seul, je suis séparé. Après son décès, je n'ai plus qu'à mourir puisque je n'ai plus de mission. Au bout de 6 ou 7 mois, je me rends compte que je ne suis pas mort. À l'évidence, je suis encore vivant ! Je m'interroge : est-ce que le fait d'être vivant pourrait cacher une autre raison de vivre ? Est-ce que la vie, ma vie a un autre sens ? J'en arrive à la conclusion suivante : peut-être que ma femme est morte pour me permettre de faire une démarche de type spirituel. Fort de ça, je cherche à m'orienter vers le spirituel. Je vais m'inscrire, je vais participer à un club de type philosophique. On fait des enquêtes sur moi et, au bout de quelques mois, je suis accepté dans ce club. Je suis nouveau ; au début je suis

1. Imaginez un instant, pour une femme, avoir 500 paires d'ovaires !

observé et j'observe. C'est un club mixte, charmant. Au bout de quelque temps je me rends compte que ce club philosophique a deux casquettes : apparemment c'est un club philosophique selon ses statuts, mais par derrière les membres en font un club échangiste. Ils me font des propositions et je suis très gêné. Je suis venu là pour faire de la philosophie, pas de l'échangisme ! Je n'ai rien à échanger, je suis veuf, et ma démarche est uniquement spirituelle. Je me fais mettre à la porte de ce club, éjecté. »

Le consultant reprend : « Mais je comprends bien, à la lumière de ce que vous m'avez dit, la prostate c'est un conflit hors norme dans un contexte de famille ou de sexualité pas propre. Et effectivement, le moins que je puisse dire c'est que, sous couvert de spirituel, faire de l'échangisme c'est un peu fort ! Si j'accepte le comportement de ce club ma prostate va s'arranger. Mais je ne le ferai pas... Parce qu'en fait, j'ai fait cette démarche pour donner un sens à ma vie. Je me retrouve au stade antérieur qui était que je voulais mourir. »

Dans cet exemple, la solution trouvée par le consultant (ce club philosophique) n'est pas une bonne solution ; ce consultant se retrouve au stade antérieur, à son projet initial (je veux mourir après la mort de ma femme).

Ces deux derniers exemples mettent en relief l'importance de la mission sur terre, le rôle donné par nos parents avant notre conception (ce que Marc Fréchet appelle le Projet-sens).

### Le pré-problème

Quel est le problème ? Le tout premier, celui qui fait que les événements suivants deviennent à leur tour des problèmes ?

Dans nos exemples, il se trouve **avant** le décès. Qu'est-ce qui fait que ce consultant a investi *tout* sur l'autre, l'enfant, la femme, le travail... ? C'est l'aspect *verrouillant* du Bio-choc, simplement parce que le problème n'est pas là où on le croit.

D'où l'importance en thérapie de creuser au bon endroit, de chercher le problème là où il est vraiment ! Nous vous invitons à déployer les éléments, le soufflet de l'accordéon, de façon à débusquer le vrai problème là où il se cache, de creuser au bon endroit. Le problème initial n'est pas le moment de la séparation, mais le moment du sur-attachement, du sur-investissement.[1] **Le problème réel est souvent antérieur à l'expression du problème qui, elle, est prise pour le problème.**

Cet homme, dans notre exemple, était séparé de lui et non pas séparé de sa femme[2]. Le problème, ici, existe parce qu'il y a un vide, un interdit à s'occuper de soi[3]. Lorsque ceci est guéri, tout ce qui vient après est guéri également.

Quand, après un décès, un consultant déclare « il n'y a plus qu'à mourir » (ou fait une dépression, un cancer, se suicide, etc.), une partie de lui est non vivante. Elle est non vivante[4], puisque vivante à travers la vie de l'autre. Le consultant vit comme par procuration. Il est possible qu'il veuille solutionner cette absence par la mort, croyant qu'ainsi il retrouvera l'autre. Il est possible aussi qu'il souhaite actualiser et être en cohérence avec ce qui se passe déjà en lui : de la non-vie.

Nous le constatons, tout cela se déroule dans le monde extérieur comme dans le monde intérieur. Car ce que je n'ai pas pu solutionner en moi, je le mets à l'extérieur, croyant pouvoir mieux solutionner hors de moi ce qui se vit en moi.

### *8. Comportement adaptatif*

Suite à un choc, on peut développer plusieurs stratégies. Henri Laborit en a énoncé deux : la **fuite** et l'**attaque**. La maladie, nous l'avons vu, est un comportement adaptatif.

1. Il y a excès – sur-attachement et sur-investissement –, il y a aussi verrouillage quand le sujet a exclu tout autre type de relation.
2. Se reporter au chapitre 'gomme et encrier', dans le même chapitre.
3. Un sujet dira : « C'est mal, c'est égoïste de s'occuper de soi ! »
4. On peut dire aussi dépendante ou enfantine.

Il y a de multiples autres stratégies telles que : le **mensonge**, le **camouflage**, la **séduction**...

Je peux me déguiser comme le caméléon pour ne pas que l'autre me voit. C'est le camouflage pour tromper ou leurrer.

Il y a des animaux qui ne mangent que des êtres vivants. Alors, en cas de danger, devant leur prédateur, les proies vont simuler la mort. On est à la limite du mensonge et du camouflage. D'après certains auteurs, les abeilles ne s'attaquent qu'aux êtres en mouvement. Les animaux qui ont eu l'expérience de ce danger font un œdème de Quincke quand ils se font piquer. Ils font le mort pour que les abeilles les laissent en paix...

Les bécasses mâles dont la couvée est menacée font une hémiplégie droite, transitoire. Ainsi ils attirent le prédateur loin de la femelle et éventuellement de la couvée[1] : la paralysie est une autre forme d'adaptation...

Les oiseaux gonflent leurs plumes avec de grandes couleurs pour faire croire à un volume énorme ; les papillons ont sur leurs ailes des taches qui figurent des yeux et qui peuvent épouvanter le prédateur potentiel.

Dans la stratégie de **protection**, je mets une carapace comme la tortue, le tatou, ou des piquants tel le hérisson.

Il y a également la **séduction**, comme certains humains savent si bien en jouer.

Fuite, attaque, défense, mensonge, camouflage, simulations de paralysie, protection, séduction, cette liste n'est pas close mais ouverte à toute l'inventivité possible.

Résumons. Il y a un événement. Plusieurs réactions sont possibles :

- Je n'en fais rien, je le subis. Je vais biologiser, je vais être malade.
- J'agis sur l'extérieur, je défoule, symboliquement ou pas : c'est la fuite, l'attaque, la séduction...

1. Cf. biblio : *Écouter et comprendre la maladie*, de P. J. Thomas-Lamotte.

- J'extériorise mon émotion. Je crie, je pleure, je m'exprime.
- Je réfléchis : qu'est-ce qui fait que j'ai mal vécu cet événement ? Je vais chercher en moi à quoi cela me renvoie, quelle est l'ancienne histoire, quelle est la croyance inadéquate, quelle est l'inadaptation au réel ?
- Je médite. Quel est le moment initiatique que je n'accepte pas pour le moment ?

### *9. Les logiques de la survie en biologie : la logique qui pense et la logique qui ressent*

Il n'y a pas de logique immédiatement évidente entre : « Je vois une araignée inoffensive et je sens mon estomac qui se serre ». Ce n'est pas une réaction rationnelle, intelligente, contrôlée.

Le lien logique entre araignée et sensation viscérale est à un autre niveau, il se situe dans « l'intention positive pour ma biologie ». C'est ce que nous allons commencer à mettre en évidence en dépliant *l'accordéon problème.*

Exemple d'un phobique :

1. « Je vois une araignée,
2. je me souviens d'une phrase entendue : « les araignées sont toujours dangereuses »,
3. j'ai déjà été empoisonné par les aliments,
4. j'imagine l'araignée qui entre en moi, par la bouche,
5. j'ai peur,
6. je veux fermer mon estomac pour en empêcher l'intrusion,
7. je sens que l'estomac se serre. »

Ainsi, dans l'être humain, il y a comme deux logiques qui souvent s'affrontent, voire s'excluent.

Dans notre exemple, la personne affirme : « Je sais que c'est idiot d'être effrayée par les araignées, et que je ne crains rien (*1re logique : mentale*)... mais je ne peux pas faire autrement, j'ai envie de hurler, je me sens en danger, j'ai peur ! (*2e logique : viscérale*) ».

Le ressenti est dans cette logique viscérale qui n'est pas directement accessible (modifiable) aux explications, justifications et autres raisonnements intellectuels. Exemple de phrase inutile, car s'adressant au mental, au cerveau gauche, rationnel : « Mais tu sais, tu ne crains rien, les araignées ont plus peur que toi. »

Dans cette logique viscérale, je suis bloqué sur mon ressenti, et j'ai une sensation. Et la sensation ne peut pas être appréhendée par la raison. Nous pouvons le comprendre et le ressentir avec cet exemple :

Un homme demande : « Expliquez-moi le goût des fraises ! » Un sage répond : « Faites l'expérience ! Goûtez-les ! »

Le Bio-choc provoque une forme de dissociation à l'intérieur de soi-même, de séparation de soi-même avec soi-même. Et plus précisément entre tête et tripes.

C'est **comme s'il** y avait plusieurs parties en nous :

- Une partie que certains associent au cerveau droit, aux tripes. Cette partie commanderait à une réalité plus synthétique, plus immédiate, spontanée, irrationnelle, inconsciente et émotionnelle de notre vie ; c'est **l'inconscient biologique**.

- Une partie souvent associée au cerveau gauche, à la tête, à la raison, et à notre réalité intellectuelle, rationnelle, consciente.

Le verrou des maladies est dans la 1re partie, les tripes ou la conscience biologique.

La maladie est en relation avec l'irrationnel, l'immédiateté et non pas avec l'acte mental réfléchi. Lorsque le patient répond de manière réfléchie, l'information n'a aucune valeur dans l'avenir thérapeutique et de guérison du patient. Par contre, lorsque sa réponse vient du cerveau droit, cela veut dire également que cette personne a une sensation au niveau des tripes et l'information a une qualité réelle qui va pouvoir servir à l'étape suivante, c'est-à-dire dans le soufflet suivant de *l'accordéon de la guérison*[1].

1. Un thérapeute demande en public à une femme : « Avez-vous déjà avorté ?
— Oh non, répond-elle !
— Combien de fois Madame ?
— Trois fois ! »

Maladie = irrationnel = dans les tripes.

Exemple : le petit Jean a 10 ans et 4 frères. Ses parents pauvres n'arrivent plus à s'occuper de leurs 5 enfants, aussi décident-il un dimanche matin, vers 10 heures, de confier Jean à l'orphelinat. Ils lui rendront visite chaque dimanche après-midi durant une heure.

20 ans plus tard, lorsque Jean évoque ce souvenir une partie de lui dit : « Mais je les comprends, ils ne pouvaient faire autrement, les pauvres ! ». En le disant, il paraît parfaitement calme, sans émotion. Alors qu'une autre partie de lui ressent : « J'ai mal, j'ai le cœur qui se serre », car en amont de cette seconde partie se trouve la pensée suivante : « Ah les salauds, je les déteste ! Et pourquoi moi ? Personne ne m'a donc jamais aimé ? »

Répondre par la raison raisonnante à un problème émotionnel sera le plus souvent sans effet.

### *10. Les trois leurres : pour la biologie, l'autre n'existe pas, le temps n'existe pas, l'illusion n'existe pas*

**L'inconscient biologique ne connaît pas le temps.**
**Il ne connaît que le Présent.**

Pour mon inconscient ce qui s'est passé il y a 30 minutes, 25 ans ou 2 siècles semble identique. Il n'a comme expérience que l'instant présent.

« *Si le disciple voit, voit les choses telles qu'elles sont par la sagesse correcte, alors il ne chérit pas les idées concernant le passé... Il ne chérit pas non plus les questions concernant le futur.* » (Bouddha)

« *Ne vous inquiétez pas pour votre vie de ce que vous mangerez, ni pour votre corps, de quoi vous serez vêtus. La vie n'est-elle pas plus que la nourriture, et le corps plus que le vêtement ? Regardez les oiseaux du ciel : ils ne sèment ni ne moissonnent, et ils n'amassent rien dans des greniers ; et votre Père céleste les nourrit. Ne valez-vous pas beaucoup plus qu'eux ? Qui de vous, par ses inquiétudes, peut ajouter une coudée à la durée de sa vie ? Et pourquoi vous inquiéter au sujet du vêtement ? Considérez comment croissent les lys des champs : ils ne travaillent ni ne filent ; cependant je vous dis que Salomon même, dans toute sa gloire, n'a pas été vêtu comme l'un d'eux. Si Dieu revêt ainsi l'herbe des champs, qui existe aujourd'hui et qui demain sera jetée au four, ne vous vêtira-t-il pas à plus forte raison, gens de peu de foi ? Ne vous inquiétez donc point, et ne dites pas : Que mangerons-nous ? Que boirons-nous ? De quoi serons-nous vêtus ?... Ne vous inquiétez donc pas du lendemain ; car le lendemain aura soin de lui-même. À chaque jour suffit sa peine.* » (Jésus dans Matthieu 6 :1-34)

« *Occupe-toi de toi maintenant ! Si tu ne le fais, qui le fera, et si ce n'est maintenant, quand ?* » (Proverbe juif)

Ce qu'il y a de commun dans ces trois textes est l'importance de vivre le moment présent.

Il existe en nous et simultanément deux logiques, dont une, irrationnelle, viscérale (tripale), pour laquelle les variations du temps n'existent pas. Pour elle, tout est *éternellement* présent. Cette partie de nous ne connaît que le présent.

L'autre partie rationnelle, intellectuelle, connaît passé, présent et futur.

Exemple : Mlle X à l'âge de 15 ans est bloquée sur son cheval par un vieux monsieur, également à cheval. Cet homme veut la tripoter. Elle vit un grand stress ; elle a peur du contact alors qu'elle est bloquée contre un buisson et ne peut s'échapper à cause de sa position sur l'animal. De plus, elle a peur de tomber si elle saute du cheval.

Depuis cet épisode, dès qu'elle est proche d'un cheval, elle éternue et se gratte jusqu'à s'arracher la peau. Elle ne fait pas le lien consciemment ; son inconscient, lui, fait un lien. Dix ans plus tard, alors qu'elle n'est plus en danger, en présence de chevaux, les symptômes reviennent toujours : c'est l'allergie. Pour son inconscient, le temps s'est arrêté à cet événement refoulé. Avec son intelligence, elle sent que tout cela est du passé.

**L'inconscient biologique ne connaît pas l'illusion.**
**L'inconscient biologique ne connaît que le symbole.**

Un bon exemple est le cadeau. Lorsque vous recevez un objet le jour de Noël ou de votre anniversaire, ce n'est pas un objet – uniquement cet objet – que vous tenez dans la main ou sous les yeux, un objet que vous auriez pu vous aussi trouver au magasin. Dans votre réalité c'est le signe d'une amitié, d'une gentillesse, d'une attention délicate, un signe de votre valeur et de l'importance que l'on vous donne.

L'inconscient biologique se fait leurrer toute la journée. Il se fait leurrer entre autre par le langage. Souvent, *le mot est équivalent à la réalité* (mot = réalité), alors qu'il s'agit du vécu d'un autre, de son expérience comme dans le cas d'un ami relatant un voyage dans la brousse africaine au milieu des fauves et des serpents venimeux. Voyant un film d'amour au cinéma, nous pouvons pleurer, alors que ce qui est projeté est une illusion.

C'est pour cette raison qu'en thérapie, une solution symbolique est aussi efficace qu'une solution réelle. Que l'on exprime *pour de vrai* ses opinions et griefs à un collègue désobligeant, ou qu'on le fasse à un thérapeute, ou un ami, ou à un symbole, cela a un effet tout autant libérateur.

**Pour l'inconscient biologique, l'autre n'existe pas.**
**Pour la biologie, c'est nous qui créons l'autre.**

Nous créons l'autre, le monde extérieur, avec notre mental. Je dis bien pour la biologie, pas pour la psychologie. L'enfant souffre, la mère a mal au ventre. L'enfant tombe par terre, la mère a mal au genou. Elle croit ressentir ce que la chair de sa chair éprouve.

Ces trois éléments précédents vont nous ouvrir des perspectives actives pour le champ de la thérapie. Ils vont nous permettre de comprendre la mise en place des allergies.

**Le principe de l'allergie : c'est le souvenir du décor au moment d'un événement stressant.**

Je vis un événement difficile, je me sépare de la conscience de cet événement, tandis que mon corps fixe et se souvient d'un détail du décor. Ceci durera tant que le problème initial n'est pas solutionné. Et cela avec deux intentions :

- gommer l'inconfort du vécu et baisser le niveau de stress,
- se tenir prêt en cas de nouvelle expérience similaire.

L'allergie permet d'expliquer, de comprendre les maladies, les mises en symptômes. Une façon de nommer l'allergie est de l'appeler 'le conflit du souvenir'. Cela veut dire qu'à distance du choc, le symptôme réapparaît à l'occasion d'un rail, c'est-à-dire d'un des éléments du choc. Que ce soit un élément auditif, visuel, cutané, digestif, respiratoire, olfactif ou autre, un seul élément va remettre toute la biologie, tout le vivant, dans ce symptôme **sans ressenti**. En fait, lorsque quelqu'un est en contact avec du pollen, de la poussière, du poil de chat, il n'a pas forcement une émotion consciente telle que : « Je suis abandonné, j'éprouve de l'angoisse, etc. » Il est juste en contact avec l'allergène. Cela explique des échecs en décodage biologique.

Exemple : Je rencontre une femme qui *démarre* un urticaire le 1er mars. Que s'est-il passé en février ? Rien ! En janvier ? Rien ! L'année d'avant ? Rien ! Cinq ans avant ? Ah oui ! « Cinq ans avant, au mois de novembre, j'ai vécu tel événement choquant ». Au moment du choc, la personne mange des écrevisses. Il n'y pas de problème avec les écrevisses. C'est le mois de novembre, un soir au moment du repas. Cette dame a le projet de se marier un mois plus tard. Pendant ce repas, elle se fâche avec son fiancé : au moment où elle mange des écrevisses, c'est la rupture ! C'est l'arrachement, le déchirement ; ils ne se verront plus ! Cinq ans plus tard, elle est en contact avec des écrevisses ; en mangeant ces écrevisses, elle n'a aucune tristesse. Simplement, elle mange des écrevisses. Heureusement pour la compréhension et la guérison, cette femme a fait le lien avec les écrevisses et le moment du choc. Mais elle aurait pu être « allergique » à autre chose que les écrevisses. Un des rails aurait pu être un morceau de musique, le parfum du voisin de la table d'à côté, etc.

Le psycho-bio-thérapeute enquête pour débusquer la situation conflictuelle et le Bio-choc, il est proche d'un Sherlock Holmes qui investigue pour trouver l'indice, le détail, la clé de l'énigme.

### *11. La gomme et l'encrier*

Il y a sur terre, deux types essentiels de problèmes possibles dans notre relation au monde :

**1er type de problème : « Je me sens séparé du positif »**

La situation est un vide, un manque, une absence. La solution est un remplissage : **l'encrier.**

La première catégorie de problème se résume par : « Je me sens séparé de la chose ressentie comme positive, vitale, agréable. » La chose peut être indispensable ou juste plaisante avec tous les dégradés possibles entre les deux. Exemple : je suis séparé de maman, de la copine, d'un travail, d'une connaissance, de mon mouchoir.

Cela crée la structure psychologique de ce que j'appelle *l'encrier*, de celui/celle, qui remplit. « Je me sens plein de vide que je remplis avec de l'encre : de l'hyperactivité, des collections, des amants, des manies, des kilos... »

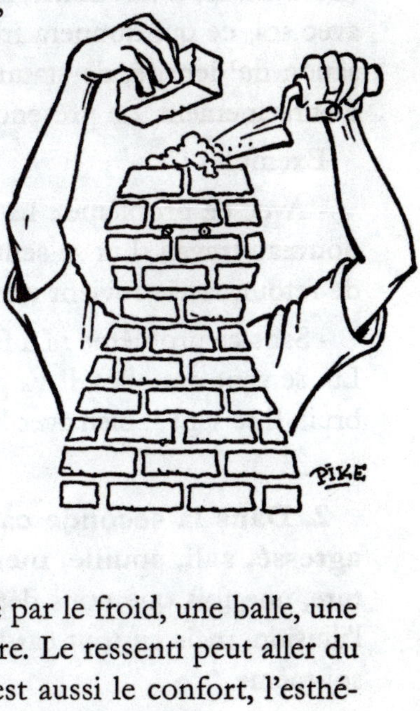


**2nd type de problème : « Je me sens en contact avec du négatif »**

La situation est un trop, un excès. La solution est la suppression, la réduction : **la gomme.**

C'est par exemple le fait d'être agressé par le froid, une balle, une épée, une insulte, ou par une éclaboussure. Le ressenti peut aller du niveau inconfortable au niveau vital. C'est aussi le confort, l'esthétisme, ou la vie qui sont menacés avec toutes les nuances, tous les dégradés intermédiaires.

Cette façon d'être crée ce que j'appelle la structure de *la gomme* ; car la solution est : « Je m'efface, je supprime, j'enlève. Je ressens un excès de plein que je dois réduire, effacer, gommer. »

On peut organiser ainsi les difficultés exprimées par les patients dans l'une ou l'autre de ces catégories.

**1. Être seul, abandonné, isolé, séparé d'une relation ou d'autre chose**

Derrière cela qu'y a-t-il ? Quel est le pré-problème ? Il nous apparaît que la personne est en fait séparée d'elle-même. J'ai constaté que lorsque cette personne accède à une expérience, une ressource de présence à elle-même, de contact à elle-même, alors l'abandon par l'autre, la séparation ne sont plus du tout des problèmes.

Dans cette première catégorie, ce qui permettra de faire le deuil (d'un travail, d'un animal, d'un idéal...) sera d'arriver à une rencontre avec soi, ce qui donnera fréquemment comme expérience une sensation de densité, de stature, de centrage, de stabilité, de lourdeur, d'enracinement, de présence.

Exemples :

- Avec ce problème : La femme de M. A vient de partir pour un nouveau travail. Lui se sent seul et ne sait que faire. Dès qu'elle est de retour, la vie revient en lui avec les projets, la joie.

- Sans ce problème : La femme de M. B vient de partir en courses. Lui se sent des ailes, il va pouvoir flemmarder ou bricoler, faire du bruit. Il se sent si bien avec lui-même, riche de rêves engrossés d'inouï.

**2. Dans la seconde catégorie de problèmes, qui est d'être agressé, sali, souillé, menacé, etc.**, il semble que, dans la structure, une fois que nous déplions l'accordéon, apparaît la sensation, l'illusion, mais en tout cas l'expérience subjective d'être agressé par soi-même.

Dans ce cas, le sujet dira par exemple : « Je suis quelqu'un de mauvais, de méchant, de nul, de stupide ». Ces qualificatifs (disqualifiant) peuvent aller de *pas très gentil* à *coupable de tous les crimes de la terre*. Et entre les deux il peut y avoir : « Je suis inutile ».

Dans cette deuxième catégorie, la personne va se couper d'elle-même, s'éviter. Elle va se sentir agressée par autrui et va vouloir éviter l'autre.

Typiquement elle évite de réagir, d'affronter, de faire face à cause de cette croyance sous-jacente qui est : « Lorsque je m'exprime, si j'en prends le risque, je vais faire de la peine, je vais faire du mal. Donc je m'intériorise, je me sens agressé mais c'est bien mieux que d'être agressant. Je cherche à me maîtriser, à me contrôler. » Car si ce n'est pas le cas, il peut arriver de grandes crises, comme des bouffées délirantes, par exemple[1].

Exemples :

- Avec ce problème : « Il me tape sans cesse et se moque de moi ! Je n'arrive pas à le faire arrêter. J'aimerais qu'il cesse et comprenne que je ne suis pas méchant(e) et que j'ai bien du malheur. Qu'ai-je fait pour mériter cela ? »

- Sans ce problème : « Recommence seulement une fois à élever la voix sur moi et tu vas voir qui je suis !! Tu vas apprendre à me respecter. »

Pour résumer : soit je me sens séparé, soit je me sens agressé. Si je me vis comme séparé c'est que profondément, je suis séparé de moi. Si je me sens agressé, c'est que profondément, je me vis comme agressant, je suis agressé par moi-même.

En effet, si je suis agressé par moi – coupable, méchant – je me crois agressé par l'autre. Et si je suis séparé de moi, en conséquence, je vais me sentir séparé de l'autre. C'est comme si finalement, mon identité c'était l'autre. Car l'autre n'est qu'une partie de mon moi inconscient rendu visible.[2]

1. Voir plus loin : 'sortir du jugement'.

2. Cf. : *Victime des autres, bourreau de soi-même*, de Guy Corneau.

Voici une illustration de ce principe à travers des pathologies osseuses.

La dévalorisation peut toucher les os[1]. Elle peut donner juste une petite décalcification, une ostéoporose ou une tumeur cancéreuse. Pourquoi le même ressenti donne tantôt des trous (rachitisme), tantôt des pleins (tumeur) ? Qu'est-ce qui fait que c'est tel os et pas tel autre ?

À la lumière du modèle *gomme et encrier*, le décodage des trous – décalcification, ostéoporose et nécrose des os – peut être le suivant : La personne se dévalorise d'une façon particulière : « J'ai été trop présent(e) », cette personne se « gomme ». Elle est effacée. Qui est-ce qui la gomme ? Trouver l'agresseur chez elle ou dans l'arbre généalogique. C'est cette relation-là qu'il faut guérir.

Le décodage de l'ostéome, de la tumeur, du surplus d'os va être : la personne est dans « l'encrier » et il faut trouver la séparation. « Je me dévalorise d'avoir été absent(e) ». Ou bien cette personne a été structurée par d'autres. Ce n'était pas sa structure. Par exemple, Me X a été structurée par sa mère ; elle détruit sa mère (détruit l'os) pour se construire elle (tumeur de l'os). Il lui faut retrouver sa structure profonde et sa véritable nature.

Voici un autre exemple particulier, car c'est celui d'une maladie à la fois *gomme* et *encrier*, à la fois *agressé et séparé* : 'la maladie d'Alzheimer'. Le décodage de Pierre-Jean Thomas-Lamotte en est le suivant : « Je veux à la fois oublier mes séparations et en même temps, je ne veux pas être envahi. J'ai besoin de l'autre, qu'il ne soit pas trop loin, mais pas trop près non plus. ».

Sur un certain plan la maladie d'Alzheimer, c'est une perfection car je suis pris en charge (on me fait la toilette, les repas, etc., j'ai toujours les gens à côté de moi), donc je solutionne mon conflit de séparation – et en même temps, je mets à distance puisque je suis dans mon monde intérieur. Je suis libre de faire toutes mes fantaisies.

1. Elle peut toucher la graisse, le cartilage, les ligaments selon la façon d'être au monde du sujet.

Le Docteur Thomas Lamotte, neurologue, présente le symptôme comme la réalisation parfaite d'une demande liée à la relation primitive à la mère. Nous sommes formatés dans et par cette relation-là, et le symptôme, quel qu'il soit, va satisfaire cette exigence-là, pour être en relation avec maman. Et cela pour toutes les maladies. Dans le cas de la maladie d'Alzheimer c'est : « Je veux rester dans ma bulle et ne pas être seul ».

Est-ce que tous les conflits sont des conflits d'adaptation à la mère ? Je vous laisse répondre.

Car immanquablement la question qui vient est : avec qui sommes-nous en conflit, au fond ?

### 12. Conflit inter personnel et conflit intra personnel

Il existe au premier abord deux formes de conflits relationnels :

Le **conflit inter-personnel** : la situation conflictuelle se situe entre deux individus. Ce sera par exemple entre une mère et son enfant, un patron et son ouvrier.

Le **conflit intra-personnel** : la situation conflictuelle se situe à l'intérieur de soi. Ce sera par exemple, un conflit entre une partie de moi qui veut du contact et une autre partie de moi qui a peur, refuse ou n'aime pas le contact, comme nous venons de le voir à travers la grille de la 'gomme et de l'encrier'. Ce qui fera dire à M. Timide : « Je veux me marier mais j'ai peur des femmes ».

Il nous semble qu'en fait, il n'existe finalement qu'une forme de conflit relationnel : le conflit inter-personnel qui, avec le temps, se transforme et devient intra-personnel. Ainsi, je n'ai plus besoin de l'autre pour me critiquer : je le fais tout seul ! Je me dis : « Tu es nul, tu n'y arriveras pas » comme le disait maman ou papa. Cela devient une voix en moi qui me serine une vieille chanson apprise par mon inconscient.

### 13. Les modalités de la localisation viscérale - Où l'inconscient porte-t-il son attention ?

Nous l'avons compris : le symptôme jaillit de la rencontre entre l'extérieur et l'intérieur.

À l'extérieur il y a l'événement.

À l'intérieur il y a une façon d'être au monde qui peut être visuelle, auditive, respiratoire, digestive, rénale, ou autre.

À la rencontre des deux : le ressenti.

Les mots, pour nommer ce qui est ressenti, concernent la qualité et la quantité, comme par exemple : gêné, affecté, écroulé, sidéré, anéanti.

Ce senti « *anéanti* » peut tout autant donner des pathologies du rein, que du cœur, des bronches, de l'estomac ou de tout autre organe du corps. Pour autant que la personne – et c'est ce qui compte principalement – ait une façon d'être au monde qui soit rénale, cardiaque, respiratoire, digestive ou autre.

C'est dans l'instant que cela se passe. C'est la façon d'être au monde dans cet instant qui est déterminante. C'est dans l'instant où survient le Bio-choc.

**C'est précisément, en un lieu, en un instant, comment je suis, et là où se porte mon attention inconsciente** !

#### Choisir sa maladie

M. B va dans un ashram voir son maître qui est un « Saint » ; enfin, c'est comme cela qu'il se le représente ! À la fin de toutes les méditations, le maître prend un gros cigare qu'il tète pendant une vingtaine de minutes. Au bout d'un mois, M. B va voir le maître et lui dit : « Maître, vous qui êtes un homme presque parfait, pourquoi avez-vous ce défaut de fumer un gros cigare tous les soirs ? »

Le maître répond : « Il a bien fallu que je trouve un moyen d'avoir un défaut pour rester encore parmi vous ». Donc, s'il était complètement saint, il ne serait plus parmi les hommes. C'est lui qui a choisi ce défaut pour rester avec les humains.

Est-ce que cela veut dire que la maladie est ce qui nous maintient sur terre ou dans le social ? Nous nous rencontrons parce que nous sommes malades ? Nous cohabitons grâce à nos problèmes ? Les maladies apporteraient-elles un bénéfice social secondaire essentiel auquel il serait difficile de renoncer ?

Il existe en fait plusieurs façons d'être, du plus simple trait de caractère jusqu'au trouble obsessionnel. C'est par notre façon d'être que nous nous rencontrons entre nous, humains, sur terre. Un fumeur rencontrera le monde par son cigare, un névrosé par sa névrose, un digestif par les gueuletons, un musicien par les oreilles, etc. Chaque comportement permet de rencontrer le monde.

**Canal préférentiel : quel est le filtre choisi par l'observateur, par son inconscient ?**

Nous ne pouvons pas être conscient à chaque instant de tout ce qui se passe autour de nous. Nous allons donc sélectionner les informations au moment de leur réception.

- Les uns vont être sensibles à ce qu'ils voient comme les nuances de couleurs, d'ombre et de lumière.
- D'autres sont sensibles à ce qu'ils entendent, aux dégradés des aigus aux graves et des trémolos, à l'intensité, à la modulation des harmoniques.
- D'autres à ce qu'ils sentent.
- D'autres encore vont digérer l'environnement.
- D'autres vont le respirer.
- D'autres vont être touchés par les événements...
- Etc.

Qu'est-ce qui justifie qu'un homme, une femme, un enfant, un animal, un végétal, choisisse ainsi de se spécialiser et de filtrer, sélectionner une partie des informations du monde extérieur ? Ce choix est très important. En effet, il l'amène à se structurer en fonction de ce canal pour parfois en faire son métier, sa passion, sa maladie. Alors, pourquoi un canal plutôt qu'un autre ?

Voici quelques éléments de réponse.

Au moment du choc, celui-ci sera perçu par le canal activé :

- du moment,
- du contexte,
- de la période de vie de cette personne,
- de ses antécédents personnels,
- de sa structure psychologique,
- de sa fidélité familiale inconsciente...

Exemple : M. X vit un choc. Il le vit en drame **digestif** car :

- Il est boulanger et il s'identifie à son métier : nourrir les gens.
- Il est comptable et fils de boulanger : dans son éducation le point fort a été de privilégier les repas, ce qui l'a conduit à une relation digestive avec le monde.
- Il est comptable, fils de comptable, et le drame se déroule à table : en cet instant, son inconscient biologique est dans l'estomac, il ne peut pas digérer cette situation.
- Il est comptable, fils de comptable, dans le métro : il voit un mendiant qui crève littéralement de faim.

Ainsi la perception n'est pas une typologie acquise.

Cependant, il y a souvent une pré-sélection familiale comme si la famille proposait au nouveau-né (et plus tard à l'adulte) un canal préférentiel. Ce canal préférentiel va être celui qui a pu être **valorisant** ou aidant dans la tradition inconsciente familiale. *On ne change pas un programme, une équipe qui gagne.*

Exemples :

- Il est de tradition dans la famille de ressentir en *rénal.* Il s'agit d'une famille de nomades, de marins ou d'immigrés pour qui les repères sont vitaux ; le canal rénal donnera la tendance préférentielle de la progéniture.

- Il est programmé dans la tradition familiale de vivre les événements de façon *osseuse,* à partir de 40 ans...

- Un ancêtre pendant la guerre a alimenté toute la famille ; il a pu se valoriser, se justifier ou permettre de survivre grâce à cette réalité digestive. L'importance du canal *digestif* est transmise de génération en génération.

- Un autre a atteint une grande satisfaction ou une survie ou une reconnaissance à travers le *mouvement*, parce qu'il est parti au bon moment ou parce qu'il a favorisé le mouvement de quelqu'un d'autre, l'exode ; ou encore parce qu'il a secouru des gens en difficulté par le mouvement.

La sélection peut être aussi déterminée par **évitement** : un canal – ou un ensemble de canaux – peut être diabolisé ou déclaré péjoratif par une famille. Il peut s'agir de ce type d'expérience : « J'ai *vu* quelque chose que je n'aurais pas dû voir ». Cet épisode peut induire chez les descendants de devoir gommer leur sens visuel, c'est-à-dire d'être mal-voyant.

Un livre, tant qu'il est replié, cache ses secrets. Que fait alors le lecteur ? Eh bien, il déplie ce livre, il l'ouvre, une page après l'autre, il ouvre un soufflet l'un après l'autre. Il en est de même de notre conscience tout au long de notre démarche sur terre. Ainsi, une autre étape de conscience, de lumière, est de pouvoir percevoir en tant que thérapeute ou *facilitateur*, quel canal est favorisé par le patient ou au contraire quel canal est évité[1] par le patient. Cela aura une incidence dans la communication.

Dans la thérapie, il s'agira dans un premier temps de communiquer par le canal (préférentiel) que le patient utilise, affectionne. Au niveau du diagnostic, nous ferons des hypothèses sur l'histoire familiale ou personnelle ; tel canal a été favorisé ou tel autre a été dévalorisé ou perçu comme dangereux. Nous pourrons être à l'écoute des *prédicats*[2] utilisés par le patient, et lui permettre de se réapproprier une partie de son histoire reliée à ce canal.

1. Ce canal sera dit « canal blessé ».

2. Mots qualifiant de façon sensorielle le vécu du sujet : « une rencontre *savoureuse*, un métier *asphyxiant*, un collègue *indigeste* ».

### Sang, sens et conscience : la préférence selon les besoins

Le sang est contenu dans l'appareil circulatoire. Il se répartit préférentiellement selon les besoins biologiques, selon un mécanisme qui s'appelle le *balancement splanchnique*. Lorsque nous avons des efforts musculaires à faire ou que nous sommes en stress, en *sympathicotonie*[1], la solution étant de se mouvoir, le sang va préférentiellement dans les muscles, le cœur et le cerveau. Lorsque nous sommes en *vagotonie*[2], ou pendant la digestion, il va préférentiellement dans le système digestif. Ce qui permet (avec une quantité limitée de sang d'environ 5 litres pour un homme de 80 kg) à nos fonctions biologiques d'être satisfaites alternativement. Ainsi il y aura plus ou moins de sang dans un appareil ou dans l'autre selon le besoin. Ce qui épargne le volume sanguin total.

Cela peut être visualisé de la façon suivante :

Un travailleur manuel, pendant l'effort, dirige son sang vers le système musculaire et l'aire cérébrale en rapport avec les muscles rouges concernés par son effort.

Pour le même travailleur, au moment de la digestion, son sang va être dans l'appareil digestif. Au moment de l'acte sexuel, sa *conscience biologique* – je dirais son sang – va être au niveau de la peau, du pénis (du vagin et du clitoris pour une travailleuse).

Nous entendons par **conscience biologique**, une forme de présence associée à tel ou tel organe : « *Ce qui est pensé en nous, ce qui est senti en nous de façon consciente ou inconsciente, volontaire ou automatique.* »

Lorsqu'un homme pense intensément (par exemple en préparant le bac), il active ses neurones qui reçoivent plus de sang qu'à l'accoutumée. On sait que le cerveau consomme énormément de sucre et d'oxygène transporté par le sang, environ 1/5 de la consommation corporelle totale, alors que le cerveau ne pèse que 1 kg, ce qui représente plus ou moins 1/70e du poids total du corps.

1. Il s'agit d'une innervation du système orthosympathique qui va mettre le corps en éveil.

2. Il s'agit de l'innervation neurovégétative de récupération, qui contrebalance l'activité de stress.

En dormant, nous ne sommes pas conscients. Pourtant de nombreuses fonctions automatiques sont possibles. Nous digérons. Nous pouvons bouger les muscles. Nous ne sommes pas conscients. Donc ce n'est pas la conscience consciente. C'est la *conscience biologique qui assure ces fonctions, ou conscience neurovégétative*.

Pendant le sommeil, le corps est en repos, en vagotonie, et le sang a une localisation principalement digestive.

Le rêve est une hyperactivité. Le rêve, c'est plus d'activité que pendant l'état de conscience. Il y a des femmes et des hommes qui ont des orgasmes en rêvant. S'ils ont un orgasme et qu'ils sont en train de rêver, c'est bien qu'ils ont une conscience non consciente, que nous appelons biologique, c'est-à-dire : *« Je ne suis pas conscient de ma conscience »*. Dans la vie, normalement, nous sommes dans une conscience consciente limitée, car nous ne pouvons pas être conscient des milliers d'informations qui nous assaillent. La conscience est forcément limitée dans son choix et le choix est organique. En ce moment, il est visuel pour le lecteur. Lecteur, vous avez les yeux tournés vers cette page !

Nous pouvons lire un bouquin et nous pouvons avoir mis notre conscience sur le bouquin. Ainsi notre conscience est dans la fonction visuelle. Elle peut être dans la fonction musculaire, s'il s'agit d'un livre de voyage qui nous procure des sensations connues de déplacement.

Il s'agit là de la *préférence selon le besoin de l'instant* comme le balancement splanchnique.

Le balancement splanchnique est relatif aux viscères. Il nous semble possible d'élargir le balancement à tous les organes du corps, à savoir, cette capacité du sang – de la volonté – de l'intention – de la conscience – de privilégier telle ou telle localisation.

### « Conscience, Conscience !! »

*Au commencement était l'inconscience.*
*La vie en fut la matérialisation...*
*La maladie proposa l'évolution dans la conscience.*
*La transcendance en fut la réalisation.*

Dans la réalité biologique, à la fois psychique, cérébrale et organique, l'unité du vivant revient à dire : « Dis-moi où est ton sang, je pourrai te dire où tu es, ce que tu fais, ce que tu ressens ! ». C'est une hypothèse.

La conscience consciente implique à la fois l'état d'observateur de soi-même, du paysage ou autre, et à la fois l'état d'acteur, associé à nous-même.

La conscience biologique implique la fonction d'acteur (inconscient).

Où l'être humain met-il sa conscience ?

Lorsque je regarde ce paysage, ma conscience peut être reliée et se servir des yeux ; mon sang va être au niveau des yeux. Le sens que je donne à cette expérience va être **limité et privilégié** par celle de mes yeux. Ce sont certains neurones, liés à mes yeux qui sont stimulés, oxygénés, irrigués. Maintenant, si je suis à table, le sang va se trouver dans ma bouche et mon estomac, et ma conscience biologique aussi. Si je participe à un échange intellectuel, mon sang et ma conscience biologique vont se trouver au niveau du cerveau. Bien évidemment, à table le ressenti peut être autre que digestif.

Il y a probablement un lien entre la *conscience biologique* et le sang.

Nous sommes partis de l'observation qu'au moment de la sexualité, notre sang est au niveau des organes génitaux, au niveau de la peau et que notre conscience s'y trouve aussi. Il suffit que, pendant l'acte sexuel, nous mettions la conscience sur ce que nous sommes en train de digérer, ou sur les impôts, pour que cela permette de ralentir l'acte sexuel ou de le neutraliser totalement.

Quand une personne est en pleine digestion après un bon repas, si elle se met à faire du footing, elle passe d'une réalité digestive à une réalité motrice, et dans l'instant son sang passe du tube digestif à ses muscles. Nous avons ainsi la possibilité de privilégier par notre activité et notre conscience biologique telle ou telle fonction.

On ne peut pas, à chaque instant, mettre sa conscience partout. On n'est conscient que d'une chose à la fois, nous sélectionnons. La conscience implique un choix, un privilège de l'instant.

De la même façon, la biologie au moment du choc fait un choix de la fonction, de l'organe, donc de la maladie ou du comportement d'adaptation.

Bernard Vial a décrit l'ensemble des protéines du sang comme un organe à part entière (le protéion), c'est pour lui l'organe de la volonté.

### *14. La maladie-solution*

Le symptôme procure parfois le bénéfice de nous relier, de nous maintenir en contact avec l'objet qui n'est plus, et dont on ne veut pas se séparer. Le symptôme offre ainsi l'avantage de nous relier avec une période et un ressenti antérieurs au choc ou contemporains du choc ; c'est un bénéfice secondaire. Cette façon de vivre la maladie est *verrouillante* tant qu'elle offre un bénéfice secondaire auquel le sujet ne peut ou ne veut renoncer.

Ainsi « *la maladie est une forme de résistance au changement vers la nouveauté* ». (E. Rossi)

Exemples :

**Les acouphènes**

« Quelqu'un d'important pour moi[1] parle, puis s'en va ; il part ». C'est le choc, la séparation ! Avant le choc il y avait quelqu'un qui parlait. Le son est pour moi un pont, un lien entre cette personne et moi. Tant qu'il y a du son, je me sens relié, non séparé. Pour rester

1. Ou quelque chose d'important par le son.

relié, la biologie utilise parfois l'acouphène. Il est insupportable, mais il me met en lien avec cette personne qui est partie ; car pour moi, ne plus l'entendre ou être séparé du son, de la voix est insupportable.

**Le prurit**

Quand on se gratte, on frotte la peau intensément ; en médecine on appelle cela : *le prurit voluptueux*. Un des sens biologiques est de retrouver ainsi par ce grattage un plaisir dont on se sentait séparé. La séparation me prive du plaisir. Donc je me gratte pour retrouver le contact avec le plaisir.

**La douleur et l'impermanence**

Certaines douleurs persistantes n'ont aucune explication physique évidente, elles sont dites *sine materia* (sans cause matérielle). De telles douleurs sont souvent en rapport avec quelque chose d'irréversible, d'irrémédiable, comme un deuil. C'est l'irréversibilité qui donne la fixité, la permanence, l'aspect persistant. La permanence de la douleur relie à ce qui a été ; ainsi on ne peut pas oublier...

Tout change sans cesse : le paysage, le ciel, notre corps, nos pensées. Parmi nous il ne restera probablement personne de vivant dans 100 ans. Où serons-nous ? Les bouddhistes disent : *« La seule constante c'est le changement »*. Refuser cela est refuser l'évidence, l'évolution naturelle. De ce refus naît le symptôme de douleur permanente. Il y a ainsi tentative de faire durer ce qui ne peut durer.

Ici la douleur est le contraire de la séparation, c'est le lien, c'est sa solution.

**Résumé** : La maladie est une solution lorsqu'elle permet de ne plus contacter le stress de l'événement causal.

### *15. La cohérence du symptôme*

Nous avons le présupposé suivant qui est que tous les symptômes ont un sens, que nous pouvons appeler « la cohérence du symptôme », c'est-à-dire en quoi est-il utile, voire indispensable.

Voici plusieurs **exemples** de cohérence du symptôme :

**1.** Il s'agit d'un hématome du pied droit d'un homme droitier. Nous pouvons observer une poche de sang qui s'est collectée là. En quoi cela peut-il être utile de faire un écran avec le monde extérieur en utilisant du sang et la fragilité vasculaire ?

Dans un premier temps, bien sûr, c'est ennuyeux, gênant. Mais, plus profondément, cette poche de sang permet de ne plus être en contact avec le monde extérieur.

La fille de cet homme devient adolescente, elle quitte le foyer de plus en plus souvent. Son père souffre de ne plus pouvoir contenir celle qui est reliée à lui par les liens du sang. Comme il ne parvient pas à la contenir, il voudrait au moins faire un écran de protection entre elle et le monde extérieur. C'est la cohérence du symptôme. Ceci est une analyse, pourtant le problème de cet homme n'est pas intellectuel. Afin de découvrir l'émotion, qui sera le fil conducteur de la thérapie, il suffit de demander à cet homme : « Que ressentez-vous lorsque votre fille s'éloigne de la maison ? » Il suffit souvent de *supprimer* le symptôme, d'aller au-delà, pour trouver l'émotion problème. Nous allons le constater dans l'exemple suivant :

**2.** Un homme se plaint : « Je n'arrive pas à gagner d'argent ! J'ai toujours des petits boulots minables ! » Quelle est la cohérence de ce symptôme ? Je lui suggère, alors qu'il se trouve en légère relaxation, de s'imaginer gagnant et possédant beaucoup d'argent. « Que ressentez-vous ? » Le symptôme pauvreté ayant été supprimé, il est mal, angoissé et s'exclame : « Je vole à quelqu'un ! ». Il remonte le fil de cette émotion jusque dans son enfance afin de découvrir l'intention positive. Son père est communiste et déteste les bourgeois qu'il traite de voleurs.

Il a entendu cette croyance paternelle et l'a faite sienne : argent → bourgeois → voleur ; pauvreté → pas bourgeois → honnête → bien-être.

C'est un fonctionnement inversé : le mal-être (la pauvreté), c'est bon ! Le bien-être, c'est mal !

Voici un extrait du *Livre du ça* de M. Grodeck :

« *Prenez un œil. Quand il voit, il est le théâtre de toute une série de processus divers. Mais quand il lui est interdit de voir, et qu'il voit quand même, il n'ose pas transmettre ses impressions au cerveau. Que peut-il se passer en lui ? S'il est, mille fois par jour, contraint d'omettre ce qu'il perçoit, ne serait-il pas concevable qu'il finisse par être las et se dise : 'Je pourrais m'y prendre plus commodément puisque je ne peux pas y voir. Je deviendrais myope. J'allongerais mon axe. Et si ça ne suffit pas, je ferais répandre du sang dans ma rétine, et je deviendrais aveugle.'* »

Dans cet extrait, il apparaît déjà une mise en évidence du sens biologique, d'une intention positive du symptôme, d'une tentative d'adaptation à une insupportable réalité.

La sagesse biologique, la philosophie, le présupposé, qui se trouve derrière cette notion de cohérence du symptôme est la suivante : « *La réalité répond toujours à nos désirs inconscients.* »

La réalité, le monde extérieur ne répondent pas à nos désirs ou nos demandes conscientes.

Le symptôme, le comportement répondent en priorité à nos demandes inconscientes. Ils tentent d'y répondre. Les exemples cités satisfont à ces intentions :

« Je n'ai pas d'argent – c'est très bien ainsi, je suis loyal aux yeux de papa. »

« J'ai un hématome à la cheville, c'est très bien, je veux retenir ma fille, encore bébé à mes yeux. »

D'une certaine façon cette lecture de nos symptômes nous oblige à devenir honnête, en contact avec nous-même.

**3.** Autre **exemple** pratique : M. X. se plaint et déclare : « J'ai mal aux dents. »

Le thérapeute : « Que se passerait-il si vous n'aviez plus mal aux dents ? Quelle est la cohérence ? Que permet le mal aux dents ? Qu'est-ce que cela vous apporte, en quoi est-il utile, voire bénéfique ? »

M. X se ravise et dit : « En fait, c'est plutôt sur la gencive, à la mâchoire que j'ai mal. »

Le décodage retenu pour cette pathologie est : « Je ne suis pas soutenu dans ma parole, elle n'a pas de prix ». Le thérapeute demande : « Si vous êtes soutenu, que va-t-il se passer ? En quoi est-ce utile de ne pas être soutenu ? » La réponse est : « Je ne pourrais plus me plaindre. »

Le thérapeute demande : « Que se passerait-il si, à partir d'aujourd'hui, vous ne pouviez plus jamais vous plaindre ? Qu'est-ce que cela stimule en vous ? » M. X. répond : « Je ne suis pas capable de vous répondre mais effectivement je sens quelque chose de désagréable en moi. »

C'est très significatif. Lorsque la personne ne peut plus dire, lorsqu'elle est muette, **sans mot**, cela indique que nous sommes dans le 'senti', l'émotionnel biologique. C'est pour cette raison, senti sans mot pour l'exprimer, que M. X. a biologisé. Ce type de réaction est le signal minimum qui nous indique avec certitude que nous sommes réellement là où il faut être : la cible du psycho-bio-thérapeute.

Parfois la personne dit : « Je ne comprends pas, mais je ressens quelque chose », ou : « Je pense à quelque chose mais je ne vois pas le lien. » C'est merveilleux, on y est ! Parce qu'à chaque fois qu'il y a étonnement, cela nous indique qu'il n'y a aucun contrôle. Elle ne comprend pas car – à cet instant – il n'y a rien à comprendre, **juste à expérimenter**. Nous voici en cet instant dans l'espace du traumatisme, un espace où elle ne peut rien comprendre précisément, juste expérimenter. Elle est sans mot, sans intelligence, sans capacité de faire du lien : elle en a fait un symptôme, c'est-à-dire qu'elle l'exprime autrement, biologiquement.

Nous proposons dans ce type de rencontre de passer du mental à *l'expéri-mental.*

*Qu'est-ce qui fait qu'une personne qui est équilibrée, stabilisée psychologiquement dans une polyarthrite ou une dépression, va être équilibrée dans la non-dépression, dans la santé ? Quels sont les secrets de la mise en bonne santé ? Où sont les clefs ; où est le chemin ?...*

Quelle que soit la plainte présente, et pour peu que l'on soit curieux, *patient*, nous trouverons toujours une émotion au cœur du problème. Figée, elle est devenue une maladie, élaborée, elle sera une ressource.

### 16. Le transgénérationnel

« *Nous faisons librement ce qu'il était fatal que nous fassions* ! »[1]

Déplions cet accordéon dans la souplesse, afin de permettre la détente de chaque pièce de cet instrument. La mise en évidence d'un des soufflets peut faire apparaître un drame transgénérationnel. C'est un choc qui s'est produit non pas durant la vie du patient – c'est-à-dire depuis sa conception – mais qui lui est antérieur. Il s'agit bien de sa vie, mais peut-être que la vie du patient commence avant sa conception, dans celle d'un ancêtre connu ou inconnu.

Dans ce cas, l'ancêtre a vécu un événement marquant qui s'est inscrit dans sa biologie (consciente, c'est le cas par exemple d'une maladie, ou inconsciente, ce sera alors une trace transmise[2]). Les événements marquants peuvent bien sûr être négatifs ou positifs. Ce qui peut aussi expliquer nos particularités physiques (cf. : l'exemple suivant des longs cheveux).

Chacun est porteur de la mémoire de sa famille, de sa tradition, de son espèce. Nous sommes vivants, nous existons grâce et par nos ancêtres qui nous offrent du positif mais aussi leurs difficultés non réglées ; ces dernières sont en nous comme des parasites qui consomment notre énergie[3].

Il y a deux catégories de choses qui peuvent être transmises de génération en génération, c'est soit le problème, soit la solution.

1. Parole de Soufi.

2. Cf. en bibliographie : *Des ancêtres encombrants* de H. et M. Scala.

3. Cf. en bibliographie : *Le syndrome du Gisant* de Salomon Sellam.

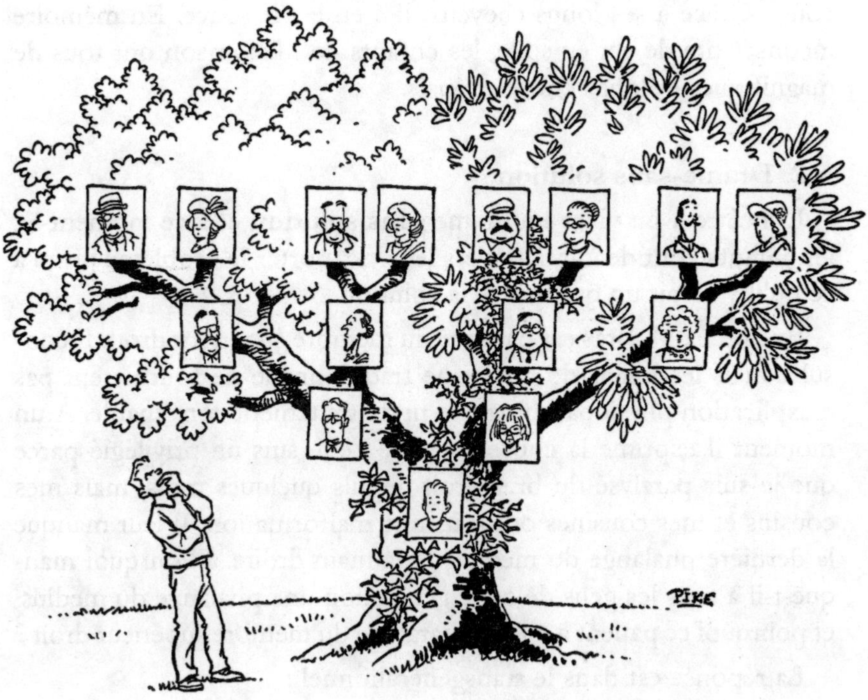


**1. Drame-solution**

Le drame vécu par l'ancêtre produisit une réponse d'adaptation, qui fut **efficace**. Depuis, les descendants vont devoir continuer ce même comportement d'adaptation – même si la situation problème n'existe plus.

Exemples :

M. Lenain a sauvé sa vie en s'échappant d'un camp par un boyau, et cela grâce à sa petite taille. Ses descendants ont *engrammé* que la caractéristique 'petit' sauve la vie. Un des descendants est de *petite taille*, et exerce l'activité de jockey et d'autres ont de *petits* boulots.

M. Samson est bloqué en Afrique. Heureusement un navire militaire accoste et M. Samson se sent sauvé. À cause de la longue taille de ses cheveux, le sergent le refuse à son bord et part sans lui. Le navire suivant le ramène en Europe où il apprend que le 1er navire a coulé. Grâce à ses longs cheveux, il a eu la vie sauve. En mémoire inconsciente de cet épisode, les enfants de M. Samson ont tous de magnifiques et longs cheveux épais.

**2. Drame-sans solution**

L'ancêtre a pu vivre un drame **sans solution** et à ce moment-là, les enfants vont devoir, à travers leur vie, porter le problème jusqu'à ce qu'il y en ait un qui trouve la solution.

Exemple : M. Bras est paralysé du membre supérieur droit. Il consulte mais les bilans de médecine traditionnelle ne fournissent pas d'explication physiopathologique ni de traitement convenable. À un moment il exprime la chose suivante : « Je suis un privilégié parce que je suis paralysé du bras droit depuis quelques mois, mais mes cousins et mes cousines ont tous une malformation. Il leur manque la dernière phalange du médius de la main droite. » Pourquoi manque-t-il à tous les gens de cette génération une phalange du médius, et pourquoi ce patient a-t-il une paralysie du membre supérieur droit ?

La réponse est dans le transgénérationnel :

Il est indiqué dans le livre des symboles que chez les Dogons – une ethnie du Mali – le médius représente le doigt de la vie et de la mort. Ce sens symbolique du médius amène une question : « En quoi votre famille a-t-elle été frappée de façon dramatique par le doigt de la vie, ou le doigt de la mort ? »

L'intéressé raconte alors : « Ma grand-mère était une petite fille – elle avait 5 ou 6 ans – elle habitait à la frontière franco-belge. C'était la guerre... Les Allemands rentrent dans le village, réunissent toute la population du village, séparent les hommes des femmes et disent : 'Nous allons enfermer les hommes dans l'église et les femmes vont continuer les travaux ménagers. Pour qu'il n'y ait aucune vague, voilà la règle du jeu : s'il y a un sabotage ou quelque chose qui nous déplaît nous exécuterons un ou plusieurs otages'.

Les hommes sont enfermés et les femmes retournent aux travaux domestiques. Quelques heures plus tard, le commandant allemand réunit tout le monde sur la place du village et dit : 'Il y a eu un sabotage, je vais donc exécuter un otage. Comme je suis d'une nature extrêmement généreuse, c'est vous mesdames qui allez choisir si c'est votre mari, ou votre frère, ou votre cousin qui va être exécuté'.

Personne ne veut désigner personne. Il est très difficile de désigner son mari ou son voisin pour être exécuté. Alors le commandant dit : 'Je vais être encore plus généreux, je vais demander à une image innocente, à cette fillette de désigner elle-même qui je vais exécuter'.

La fillette se met à trembler et ne désigne personne. C'est difficile de désigner son père, son cousin ou son oncle. Alors elle est battue, tapée, frappée et finalement elle reçoit un coup de crosse dans le dos. Le choc est si violent que la fillette va s'étaler à plat ventre dans une flaque de boue. Ses bras sont devant elle. À ce moment-là, le commandant allemand tire un trait imaginaire qui suit la direction du membre supérieur et du médius droit. Cette direction touche un homme. Le commandant dit : 'C'est celui-là'.

Il sort son revolver et tue l'homme devant elle. »

Cette fillette a désigné de son doigt la mort de quelqu'un du village. Et donc la solution biologique pour elle et ses descendants, c'est d'être paralysé du bras ou de ne pas avoir de doigt. Cela afin de ne pas désigner la mort des gens du village, des gens qu'elle aime. L'histoire est transgénérationnelle.

L'être humain n'est pas malade de lui, il est malade de la société[1].

Nous constatons l'origine des problèmes, le plus souvent :

- dans la relation entre l'individu et la société (parents, instituteurs, copains...),
- dans l'histoire familiale.

La première '*société*', c'est maman et moi ; puis s'ajoutent d'autres membres de la famille, puis d'autres personnes du monde extérieur. La maladie est dite systémique car elle est en relation avec un

1. *« L'enfer, c'est les autres ! »* Sartre.

système : la famille, la société... Tout individu, quel que soit son symptôme, est dans un système plus vaste. Si l'on ne soigne que cette personne, le résultat peut être incomplet. Car si un élément du système change, tout le système peut changer. Qu'il s'agisse de mécanique, d'électricité, d'informatique ou d'une famille, le fait de toucher à un élément constituant l'ensemble a un impact sur l'ensemble plus vaste[1]. Et un des ensemble est la famille au sens large, c'est-à-dire plusieurs générations. À ce titre nous pouvons parler du « **corps familial** ».

Nous sommes vivants, nous existons grâce à nos ancêtres et eux par nous. Ils nous offrent des cadeaux et des difficultés à régler. Ils sont en nous comme des parasites qui consomment notre énergie ou comme des trésors d'abondance. Chaque être vivant est porteur de la mémoire de sa famille, de sa tradition, de son espèce.

1. Cet aspect est manifeste dans les reconstitutions des constellations familiales. Cf. bibliographie : Bert Hellinger.

## Synthèse

Quand les soufflets de *l'accordéon-problème* s'ouvrent, se déploient, qu'observons-nous ? De bien nombreux soufflets !

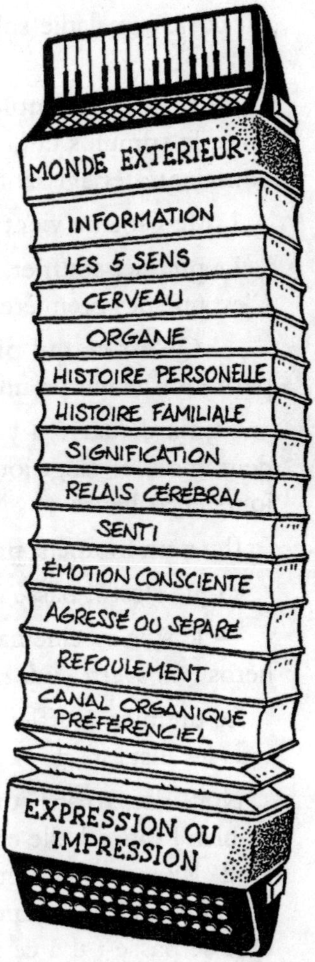


Le monde extérieur est en mouvement,
il émet de nombreuses informations,
dont une très précise, à un moment donné,
en un lieu précis,
dans un contexte précis,
qui est lui-même dense en informations
variées comme des sons, des odeurs, du
pollen, etc. (les rails de l'allergie),
que reçoivent nos sens.
Selon notre histoire
donc notre sensibilité,
l'histoire de nos ancêtres,
notre conscience biologique,
notre sang,
nous privilégions tel canal préférentiel, tel
organe qui perçoit l'information venue de
l'extérieur.
Notre être cherche dans notre mémoire
(personnelle, transgénérationnelle) quelque
chose qui ressemble à cet événement-
stimulation,
afin de donner/trouver un sens (toujours
en fonction de nous).
Ce sens « viscéral »
cohérent,
s'inscrit sur une zone cérébrale,
provoque une réaction émotionnelle cons-
ciente, disproportionnée apparemment en
qualité ou/et quantité,
un ressenti conscient tel que séparé ou agressé,

puis non conscient,
une sensation,
un comportement extérieur (actes, paroles) comme la fuite, l'attaque, la défense, le mensonge, la séduction...
ou un comportement intérieur (maladie).
Laquelle maladie prend un sens négatif (conflit avec le pronostic) ou positif (maladie solution).

Voici deux **exemples de déploiement des séquences** cachées entre le stimulus et la réaction problème. Ces séquences étaient inconscientes et agissantes, c'est-à-dire *maladisantes*.

**1.** Me Cinéma vient pour se débarrasser d'une angoisse.

Le premier soufflet, c'est le moment précis de l'entrée en angoisse. C'est une des premières questions que pose celui qui mène l'enquête.

— Qu'est-ce qui provoque votre symptôme ? Quand est-il apparu ? » Elle mettra un bon moment pour retrouver cet événement :

« Ça a démarré il y a environ trois mois, plus précisément il y a deux mois et vingt jours ; plus précisément il y a deux mois, vingt jours et ¾ heure. »

Il y a un moment précis, un endroit précis.

« Que s'est-il passé à ce moment-là ?

— Je suis au cinéma, face à un film d'action, un brigand lance au héros : *'la bourse ou la vie'.* »

Le premier soufflet, c'est ce moment précis, qui était caché dans tous les instants de sa vie, dans les lieux de sa vie.

Nous démarrons sur cet instant-là ; quand elle entend « *la* », tout va bien ! Quand elle entend « *bourse* », tout va bien ! Quand elle entend « *ou* », tout va bien ! Quand elle entend le second « *la* », tout va bien. Dès qu'elle entend « *vie* », à ce moment-là seulement, ça va mal ! Que se passe-t-il à ce moment-là ? C'est le deuxième soufflet, plus subtil.

Le premier soufflet, c'est l'audition du mot « *vie* », et le dernier c'est le symptôme « *angoisse* ». Mais entre les deux, il y a des micro séquences inconscientes. En effet, vingt ans auparavant, elle a entendu son père raconter une attaque qu'il a subie durant la guerre.

Quel est le problème ? Son père a failli perdre la vie, tout simplement ! Son père qui représente la force, et qui devait la protéger, lui a raconté un jour une scène de guerre où il a failli perdre la vie. Pendant cette scène, son père *s'est mis à pleurer*. C'était insupportable pour elle.

Cela entre en elle en inconscience. Cette inconscience va parfois se manifester dans la conscience biologique et la conscience émotionnelle. Nous entendons par conscience émotionnelle, les manifestations dans notre corps de sensations dont nous pouvons être conscients en plaisir ou déplaisir.

Par exemple, nous sommes conscients de notre corps biologique lorsque nous souffrons des dents, mais sans être conscient de l'origine de ce mal dedans. Nous sommes conscients de notre corps lorsque nous avons faim, soif, que nous sommes repus, et lorsque nous jouissons.

De même, nous pouvons décrire une conscience émotionnelle, à chaque fois que nous ressentons joie, peur, colère... Mais la plupart du temps nous devenons inconscients de l'origine de ces joie, peur, colère...

**Faisons apparaître dans le champ de la conscience, ce qui se joue en inconscience**, déplions l'accordéon.

Chaque fois que Me Cinéma entend ce mot « *vie* » dans un cadre de difficulté (1er soufflet), *son inconscient est conscient de cette scène* (2nd soufflet) : son père pleure.

L'inconscient ne connaît pas le temps[1] ; pour lui, cette scène est présente (dans le présent de l'instant). Elle se déroule en ce moment, et cela tant que la situation n'est pas *complètement* acceptée, réglée, aboutie.

Cette situation au départ, comme toutes les situations, n'est qu'un ensemble de données visuelles, auditives, olfactives, gustatives,

1. Cf. : les 3 leurres.

tactiles... L'inconscient de Me Cinéma donne un sens à ce que dit son père. Ce sens est lié à ses valeurs, ses opinions, ses croyances. C'est là le 3e soufflet. L'inconscient filtre, déforme, omet, généralise[1].

Il existe une relation, un chemin, une 'reliance' entre la croyance et l'émotion (entre intellectuel et émotionnel, entre le cerveau-tête, et les *tripes*). Par exemple : « Je crois que ce rhinocéros est dangereux ». Mon corps répond : « Ma gorge se serre, j'ai peur ! ». C'est le soufflet à la fois sensation (jambes qui flageolent, etc.) et émotion (peur, etc.)

Me Cinéma n'entend pas « vie ». Justement, elle entend « mort ». « La bourse ou la vie », elle le décode en « *pas vie, absence de vie* ». En fait, c'est insupportable pour son père et c'est elle qui va, toute sa vie, exprimer le côté insupportable alors que le problème appartient à son père. C'est son père qui a vécu l'événement, c'est son père pour qui c'est insupportable, et c'est elle qui va exprimer le symptôme : « C'est insupportable quand on entend cette espèce d'échange entre la bourse et la vie », comme si on pouvait échanger la bourse contre la vie.

Voici quelques soufflets dépliés, il en existe d'autres.

**2.** Une jeune femme est angoissée lorsque vient l'heure d'aller se coucher. L'idée (l'intention – le projet) d'aller dans sa chambre l'angoisse. On a une partie de l'accordéon qui est : « Je vais aller me coucher ». Ce qui provoque l'autre partie qui est « *angoisse* ». Que se passe-t-il entre les deux ? Quand on déplie l'accordéon, le premier élément qui surgit est l'image mentale d'une main qui vient pour l'égorger.

Le dialogue thérapeutique a pour objectif de mettre en lumière ces espaces, de remettre en conscience ces soufflets entre la cause et l'effet. Il lui revient en mémoire un événement de son enfance où elle est avec sa mère, sa sœur et son père. La maison a été cambriolée et sa mère lui dit : « Dire que pendant votre sommeil vous auriez pu être égorgées ». Elle dit cela avec beaucoup d'angoisse. C'est à partir

1. Cf. : ouvrages de PNL en bibliographie.

de ce moment-là que la fille devient angoissée pour aller se coucher. C'est le *choc programmant*, celui qui entre dans son inconscient, choc qui va être re-stimulé chaque fois qu'elle va se coucher. Au moment du cambriolage, elle a 12 ans.

On a continué à déplier l'accordéon... Ce qu'il y a de terrible, c'est que ce soit sa mère qui lui ait dit : « Tu aurais pu te faire égorger ». Pour elle la fonction de sa mère aurait dû être la protection de l'enfant[1]. S'il s'était agi de quelqu'un d'autre que sa mère, elle aurait probablement *mieux vécu* cette remarque...

## Plusieurs formes de thérapies

Pour traiter tout cela, il existe un nombre impressionnant et croissant de thérapies.

- Celles qui agissent à un bout de l'accordéon, c'est-à-dire sur **l'événement** extérieur : ce sont les thérapies interventionnistes qui maintiennent le patient dans son rôle de victime.
- Celles qui agissent à l'autre bout, sur le **corps** : la chirurgie par exemple.
- Celles qui agissent sur **l'émotion** : c'est le cas de certaines formes de psychothérapies émotionnelles ou de médicaments, comme les antidépresseurs.
- Celles qui agissent sur le **sens**, celui qui est donné à l'expérience.

Ce livre encourage le lecteur à travailler sur le sens. On peut citer la phrase d'Epictète : « *Ce qui tourmente les hommes, ce n'est pas la réalité mais les opinions qu'ils s'en font.* »

Cette forme de thérapie est un recadrage de sens. Car la maladie vient d'un mauvais rapport, d'un désaccord, ou d'une incompatibilité entre un événement extérieur et un événement intérieur. La maladie dit un refus, une difficulté et un besoin inabouti de s'adapter au réel extérieur de chaque instant.

1. Pour Marc Fréchet, le rôle de la mère est de protéger l'enfant.

Nous allons mettre en lumière, dans le chapitre suivant, différents éléments facilitant spontanément la guérison. Cela afin de pouvoir les utiliser et ainsi provoquer le changement souhaité. Dans ce chapitre, nous présenterons les constantes de mise en **guérison**, ce comportement particulier, spécifique qui intéresse beaucoup d'individus.

En définitive, qu'est-ce qu'évoluer, changer, guérir, aller mieux ? La plupart du temps, nous assistons à cela sans très bien « comprendre » ce qui se passe.

Qu'est-ce qui fait qu'à un moment donné, il y a guérison, changement, évolution ?

Comment modéliser les constantes de cet instant afin de le rendre plus aisément reproductible et utile aux thérapeutes, aux lecteurs ?

Chapitre 2.

# L'ACCORDÉON DE LA GUÉRISON

*« Les règles de l'art ne constituent pas l'œuvre ; ne confondez pas la technique avec l'ouvrage. »* Hippocrate

## Questions en attente... de réponses

Qu'est-ce que la guérison ? Faut-il guérir ? De quoi guérit-on ? Pourquoi guérit-on ? Pour qui guérit-on ?

Voici une double réponse :

1. « Est-ce que la maladie existe ? » pourrait être une bonne question ou une bonne réponse.

2. La guérison exige un choix, avec l'idée ou l'intention d'aller vers le mieux, ce mieux étant défini par l'intéressé.

Mais de quoi guérit-on ? On peut *guérir de la croyance* que la maladie est mauvaise... que la maladie est incurable... que la maladie est inéluctable...

## Les principes universels de la guérison

De même que certains ont découvert les principes universels de la mise en symptôme[1] qui tendent à prouver que le nodule du foie apparaît après un ressenti de manque, que les maladies de l'intestin apparaissent après un ressenti de manque-indigeste, ou que l'eczéma survient après un conflit avec une séparation subie, de même nous cherchons les principes universels de la mise en guérison – la CLÉ ? Nous cherchons les éléments qui font que, face au drame qui par le passé me bouleversa, celui-ci tout à coup n'est plus un problème pour moi. Qu'est-ce qui permet cela ? Quelles sont les séquences de l'accordéon du guérir ? Il y avait le problème, et il n'y a plus de problème ; mais que s'est-il donc passé entre ces deux instants, bon sang !

– – – – – – – – – – – – – – – – * + + + + + + + + + + + + +

Au centre c'est l'étincelle de la bascule thérapeutique, la *pichenette de la guérison*. On parle beaucoup de l'avant, on parle beaucoup de l'après ; on parle peu de *ce moment-là*, même si, bien sûr, tout ce qui se passe avant est important.

Quelles sont les règles psychologiques, les principes universels du changement ?

La prise de **conscience** de ces règles et des différentes étapes que nous décrirons ici va éclairer le thérapeute en vous, lecteurs, et lui permettre de se repérer dans votre symptôme et son évolution.

**A.** Tout d'abord **il existe des éléments qui freinent ou empêchent le changement** : rester dans la peur (être sans protection), être démuni (être sans solution ni permission), avoir des croyances limitantes (« je ne mérite pas le bonheur, etc. »), généraliser

1. Cf. chapitre précédent, « le Bio-choc ».

les situations en les associant aux problèmes du passé, vouloir demeurer dans le passé, vouloir changer l'extérieur, pour surtout ne pas se remettre en question, se croire coupable du malheur des autres, ou croire les autres coupables de son malheur...

**B.** Ensuite, nous pouvons **repérer tout ce qui nous fait grandir, avancer, mûrir** : être flexible, souple, adaptable, et réceptif, ce qui permet d'apprendre sans cesse et d'explorer les multiples niveaux de guérison qui exigent de se sentir responsable de sa vie intérieure.

**C.** Puis, nous **donnerons un cadre à la thérapie, au changement, à l'évolution** : quel est le moment de cette bascule ? Sous quelle forme ? Dans quel état de conscience ? Quelles sont les lois du vivant, étant donné que ce qui est vrai dans la mise en maladie se retrouve dans le retour à la santé ? Que faire pour se passer du passé, repérer ses attaches et se diriger vers soi ? Qui guérit ? Et comment définir l'identité distincte de l'identification.

**D.** Nous apprendrons à toujours nous adapter au réel changement de la vie, grâce au mouvement que permet l'évidence, l'acceptation de tout et la réorganisation de notre psyché par des solutions virtuelles ou réelles.

**E.** Une place essentielle sera aussi donnée aux émotions et aux croyances.

**F.** Enfin nous prendrons contact avec quelques outils pour l'inconscient.

## A. Quelques freins à la Thérapie

*– Le soufflet est grippé*

### *1. Être sans protection ni permission*

La *peur* (sans protection) et ne *pas avoir de solution* au moment où se revit la difficulté (sans permission), sont deux expériences qui vont empêcher l'ouverture de l'accordéon.

Si au moment de la thérapie, le sujet ressent un manque de *protection*, un manque de *permission*, aussitôt son inconscient s'arqueboute, résiste. Il est comme un âne que l'on sort sans lui avoir expliqué pourquoi il doit quitter le connu de sa tiède étable pour aller vers on ne sait quelle contrainte. Il est comme un clochard qui connaît son malheur et refuse un autre état inconnu, car peut-être pire.

En conséquence de quoi, l'accordéon ne pourra pas être déplié par le thérapeute. Il faut du **tact**, de la **douceur**, de la **patience,** pour retrouver l'événement originel, la 1re blessure. L'accordéon est parfois grippé ; le fait de tirer dessus pour l'ouvrir en force ne fera que le bloquer d'avantage.

En d'autres termes, reproduire une partie de ce qui créa le Biochoc n'est pas thérapeutique. Est thérapeutique ce qui corrige l'environnement conflictuel.

Exemple : Me Lerouge a une cinquantaine d'années, elle a des sueurs terribles toutes les nuits, elle n'a encore jamais réussi à retrouver dans son histoire ses chocs antérieurs. En la mettant en *confiance, dans un état de détente*, elle retrouve deux histoires.

Elle dit : « Je suis une petite fille, j'ai la rougeole, je vois un lit bleu, je suis prise de panique et je me réveille dans ce lit en sueur avec une frayeur terrible ».

Mais elle n'arrive pas à reconstruire l'événement qui l'a mise dans cet état de frayeur. Elle ne sait pas si c'est un cauchemar, ou quelque chose qu'elle a entendu. Son inconscient, pour l'instant, n'autorise pas cet accès. Par contre, elle retrouve un autre événement. Elle raconte : « J'ai 16 ans, j'ai toujours peur du noir et je vais dormir dans une maison qui appartient à mes parents, mitoyenne de celle que nous occupons habituellement. Nous avons en quelque sorte deux maisons. Je suis dans le lit, mon frère à mes côtés. Mon frère me met dans un climat d'insécurité, je ne sais pas s'il va avoir sur moi des attentions sexuelles ou pas ; je suis prise de frayeur et suis trempée de sueur ».

Elle décrit le même décor. Chaque fois cela se passe dans un lit, il y a le noir, il y a les sueurs, il y a l'insécurité. Elle redécouvre le même décor, mais elle n'a pas donné l'élément initial de la chose. Pour l'instant, elle n'y a pas accès. Mais on retrouve la répétition du même scénario, du même climat, de la même ambiance, du même décor.

On comprend dans cet exemple la présence indispensable de douceur, de tact, de patience, pour que l'inconscient délivre avec sécurité la mémoire de souvenirs traumatisants.

### *2. Avoir des croyances verrouillantes*

Parfois ces qualités ne suffiront pas à rassurer l'inconscient. Auquel cas il s'agira d'aller à la recherche d'éléments **verrouillants**, comme par exemple les croyances :

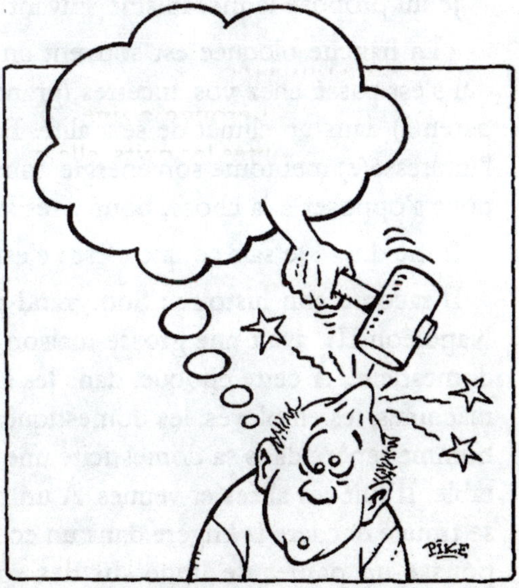


« J'ai une loyauté inconsciente et, si je guéris, j'ai la croyance et l'impression :

- que je **trahis** mes ancêtres, mes parents,
- que je **trahis** ma mission ou celle que je crois avoir,
- que **je ne suis pas bon,**
- que **je ne serai plus aimé** si je ne continue pas à vouloir régler le problème familial à leur place... »

Exemple : M. Viola, âgé de quatre-vingt-deux ans nous narre :

« J'étais propriétaire de quelques dizaines ou centaines d'hectares de vignes. Je suis maintenant à la retraite avec une bonne situation. J'ai acheté un appartement dans les étages supérieurs de l'hôtel où se déroule votre séminaire ! Je suis intéressé par ce que vous faites, j'ai déjà commencé le même séminaire que celui que vous faites, mais je le fais de l'autre côté de la France. Vous comprenez, j'ai quatre cents kilomètres aller et quatre cents kilomètres retour... et plutôt que de les faire, je préfère descendre et remonter en ascenseur, cela ne me prend que deux minutes ! »

En utilisant l'écoute des prédicats, je pré-suppose que son problème c'est le déplacement ; le déplacement et éventuellement l'effort ou le temps. Monsieur Viola s'éloigne et je le vois boiter.

Je lui dit : « Monsieur vous boitez !

— Oui, j'ai la hanche qui est bloquée ».

— M'autorisez-vous, Monsieur, à vous dire une possibilité de pourquoi vous avez la hanche bloquée ?

— Oui, il n'y a pas de secret ! »

Je lui propose le mécanisme suivant :

« La hanche bloquée est souvent en relation avec quelque chose qui s'est passé chez vos ancêtres (grands-parents ou arrière-grands-parents) dans un climat de sexualité. Et dans ce climat de sexualité, l'intéressé(e) met toute son énergie, toute sa puissance, toute sa force pour s'opposer à la chose, pour y résister. »

Il me dit : « Je sais ce que c'est ; c'est mon grand-père ! »

Il raconte son histoire : Son grand-père, bourgeois du temps de Napoléon III, avait une grosse maison (un château) nécessitant une domesticité. À cette époque, dans les années 1875, il y avait peu de machines, les employés, les domestiques faisaient tout à la main. Cet homme repère dans sa domesticité une lingère qu'il trouve très désirable. Il suit ses allées et venues. À un moment précis, lui, le Patron, se trouve derrière la lingère dans un couloir : cette très jeune femme pousse un panier de linge sur des roulettes. Il est derrière elle, il l'interpelle. Elle s'arrête, fait demi-tour et lui fait face. À ce moment-là, il la pousse en arrière, elle tombe dans le panier de linge. Dès qu'elle est tombée, il lui arrache la culotte, il la viole et de ce viol est née la mère de notre interlocuteur.

Je lui propose le recadrage suivant : « Monsieur ce que vous me racontez est une merveille, une merveille de la vie ! Je vous propose la chose suivante : demandez à un marbrier de graver à l'or fin une pierre que vous pourrez mettre en évidence dans votre salon ou votre séjour ; cette pierre commémorera ce merveilleux événement ! »

Monsieur Viola est très surpris et répond : « Vous ne vous rendez pas compte de ce que vous dites ! L'événement ! »

Je reprends : « Oui, cet événement, le viol de votre grand-mère par votre grand-père. Il est l'une des choses les plus importantes de votre vie, si ce n'est la plus importante. Heureusement que ceci est arrivé, sinon votre mère n'existerait pas, vous n'existeriez pas non plus, vos enfants n'existeraient pas, vos petits-enfants et arrière-petits-enfants non plus. »

M. Viola se trouve confronté à un choix : accepter[1] ou ne pas accepter ce viol ! Et pourtant ce conflit du 19e siècle n'est pas son conflit ! Mais loyalement, fidèlement, il le conserve !

### Leçons thérapeutiques de cet aspect de la mise en maladie

Dans son niveau de conscience, c'est-à-dire étant dans le problème, sa solution est de ne pas ressentir le vécu de sa grand-mère. Mais si M. Viola veut guérir, il *devra* prendre contact avec la sensation, l'expérience de sa grand-mère et de son grand-père. Étant héritier de son grand-père, il possède tout autant son histoire. Il veut se séparer de cet ancêtre jugé comme infamant. Et pourtant *le chemin vers le guérir* passe souvent par la réintégration de cette mémoire-là aussi.

Il est fort difficile de satisfaire en lui deux mouvements contraires, de réconcilier deux mémoires qui s'opposent et qui pourtant font partie de lui. Cet état de fait se rencontre fréquemment.

1. Accepter ici veut dire accueillir : il peut accueillir la chose sans être d'accord avec elle.

Reprenons l'histoire de M. Viola à la lumière de la grille de *la gomme et de l'encrier*. M. Viola s'associe inconsciemment à sa grand-mère, se sent agressée par le viol de ce grand-père ; en conséquence il va vouloir gommer cette sensation.

M. Viola, s'il s'associe inconsciemment à son grand-père, pourra sentir ce qui poussa cet ancêtre à violer ; quelle séparation a vécu cet homme ? Car nous avons la présupposition (à confirmer chaque fois) que le violeur cherche un contact (même par la violence) pour combler une séparation intime mal vécue.

Des solutions thérapeutiques possibles peuvent être de :

- Changer de niveau : par exemple, en abandonnant le jugement. Son grand-père est ce qu'il est, sa grand-mère est ce qu'elle est. Le réel est ce qu'il est.

- Recadrer le sens : il peut rendre hommage à son grand-père dans tous ses comportements. Car ceux-ci lui permirent d'exister et d'avoir une façon d'être au monde qui lui est propre.

- Prendre conscience que la guerre est finie...

### *3. Les généralisations*

#### Il y a un risque à généraliser... le verrouillage

« *Un homme vint voir le Dr Erickson pour son problème d'alcoolisme. Il lui dit que tous les membres de sa famille proche avaient un problème de boisson. Il avait très peu de temps pour le traitement, vu qu'il était sur le point de commencer un nouveau travail dans un autre état. Le Dr Erickson dit à l'homme d'aller au Jardin Botanique et d'admirer les cactus qui peuvent passer trois ans sans eau*[1].

*Bien des années plus tard, une jeune femme vint voir le Dr Erickson qui lui demanda ce qui l'amenait. Elle répondit qu'elle voulait rencontrer le genre d'homme capable d'envoyer un alcoolique visiter le Jardin Botanique pour apprendre à se débrouiller sans alcool – avec succès. Elle lui dit que son père et sa mère n'avaient plus jamais bu depuis que le Dr Erickson avait envoyé le père au Jardin Botanique des années auparavant.* »[2]

---

1. Donc sans boire !

2. Voir bibliographie : *Thérapies hors du commun.*

Bien évidemment tous les alcooliques ne seront pas désintoxiqués en allant voir des cactus. Qu'est-ce qui a poussé M. Erickson a suggérer cet acte ? C'est une question de fond ! Qu'avait-il observé chez cet homme qui lui donna l'assurance que cela allait l'aider, le guérir ?

C'est ce que nous pouvons appeler la structure psychique de ce patient. Comment accéder à celle-ci ? Le thérapeute observe et tient compte essentiellement de tous les indices, puis propose des chemins pour accéder aux ressources et solutions. Ces ressources, ces solutions seront en accord avec le monde intérieur de chaque intéressé, et ce de façon unique et spécifique.

En conclusion, il existe deux formes de thérapie : le *prêt-à-porter*, et le *sur-mesure*.

Le prêt-à-porter[1] c'est de se limiter à demander à toutes les personnes alcooliques de regarder un cactus, ou à tous les phobiques, les névrosés, les plaignants, de s'allonger sur le dos de 30 à 60 minutes, et de dire tout ce qui leur vient à l'esprit.

Le sur-mesure c'est de créer une forme de rencontre, de thérapie, non seulement différente par personne, mais différente aussi à chaque séance pour la même personne.

## Identifier, repérer les généralisations

Il convient de repérer les généralisations non seulement chez le thérapeute mais bien évidemment aussi chez le patient, car elles freinent souvent le mouvement naturel de l'évolution.

Nous pouvons identifier les généralisations par les mots utilisés pour décrire une expérience ou une suite d'expériences. L'acte mental de généraliser se traduit dans le langage par des mots comme : « *tous, toutes, à chaque fois, personne, jamais, toujours, en tous lieux, nulle part, partout, sans cesse, tout le monde, partout...* »

1. Ainsi certains étudiants veulent des dictionnaires sur TOUS les conflits pour ne plus avoir à penser : c'est le '*prêt- à-penser*' !

Exemples :

- « J'ai eu un cancer il y a dix ans ; j'avais en même temps des douleurs par moment, et parfois de la fièvre. Aujourd'hui dès que j'ai de la fièvre ou mal ou la moindre sensation physique, je me dis que c'est le cancer qui reprend ! ». C'est là une généralisation arbitraire d'une séquence passée. En fait la plupart des cancers sont longtemps sans symptôme, ni douleur, ni fièvre ; et la plupart des douleurs, sensations, fièvres, ont une cause autre que le cancer.

- Je conduis dix voitures différentes, elles ont À CHAQUE FOIS 3 pédales. Je généralise : TOUTES les voitures ont trois pédales ! Est-ce vrai ? TOUTES les voitures ont trois pédales ? Non, la onzième en a 2, elle a une boîte automatique. Certaines en ont même quatre (avec le frein de parking).

Les généralisations agissent comme des facteurs limitatifs qui *souvent* empêchent la bascule chez *la plupart* des gens. *Plus ou moins* verrouillantes, elles gênent *parfois* le mouvement de la guérison.

**Relativiser**

Pour cette raison il est *préférable* d'éviter l'emploi de ces mots ou plutôt de travailler en amont, sur le sens caché, la raison inconsciente qui nous pousse à utiliser ces généralisations. C'est comme si nous avions besoin d'un cadre de référence pour vivre dans le monde, et que nous profitions de nos expériences passées pour les généraliser à nos expériences à venir, en tous lieux, en tous temps et en toutes circonstances.

Exemple : Une femme déclare être trompée par son mari. Elle divorce et se méfie de *tous* les hommes qu'elle rencontre pour ne plus *jamais* souffrir. Elle aimait son mari et décide de ne plus *jamais* aimer *aucun* homme pour ne plus prendre le risque de tomber de haut.

### 4. « Je veux redevenir comme avant le problème »

*Rien ne sera jamais plus comme avant, et tant mieux !*

Parfois des gens viennent en thérapie, avec pour **objectif**[1] **d'être comme avant.** Je leur dis aussitôt : « Au revoir monsieur, au revoir madame ». Cela n'existe pas. Cela n'est même pas souhaitable et de plus ce n'est pas réalisable. C'est même parfois leur conflit, leur problème : le refus d'avancer, *le refus de changer de niveau*, d'aller vers quelque chose de nouveau ; car **guérir c'est accepter l'étranger, la nouveauté, l'imprévu, l'inconnu.**

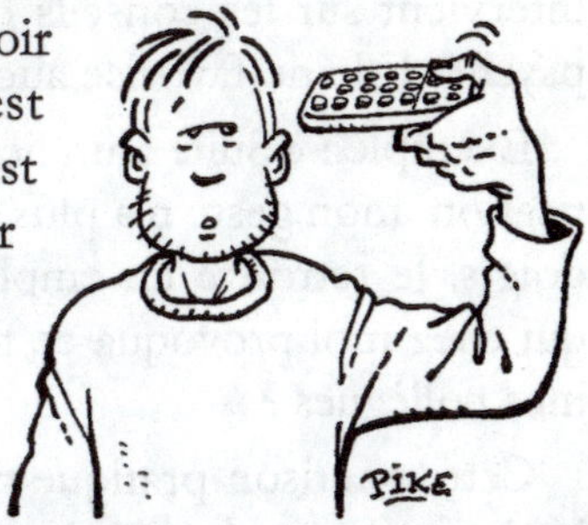


C'est-à-dire lâcher-prise pour que naisse la surprise cachée.

Si le *lâcher-prise* est impossible, si la personne a besoin de contrôler, de maîtriser, c'est qu'elle résiste au changement. Derrière tout cela je me permets de supposer qu'elle a peur d'elle-même. Elle est dans cette deuxième catégorie (*la gomme*) dont j'ai parlé précédemment qui est : « Si je lâche prise, je vais découvrir que je suis quelqu'un de méchant, de mauvais, incapable, incompétent, négatif. Par conséquent, je ne me fais pas confiance, j'évite de me rencontrer et d'aller à l'intérieur de moi. ». Il y a au fond du Négatif. Le Négatif n'est pas à l'extérieur, il est à l'intérieur. Il y a là une séparation avec le réel, l'expérience directe. Des croyances font obstacle à cette présence à soi, telles que : « Je suis trop vieux, bête... pour faire ça », « Je ne serai pas capable de faire ça », « Il est trop tard », « On ne peut pas changer le passé ».

Guérir, ce n'est jamais redevenir comme avant. Jamais !

Comme l'affirme le Dr O. Soulier, lorsque quelqu'un a un cancer, il y aura forcément un mort, « *soit moi et mon cancer ; soit ma croyance et ma façon de voir le monde qui permirent la venue du cancer.* »

---

1. C'est un objectif enfantin qui s'oppose au changement.

### *5. Guérison pratique ?*

*Vouloir changer l'extérieur, pour surtout ne pas se remettre en question.*

Dans notre pratique, nous croyons peu aux solutions pratiques. Quand il y en a une, en général on la trouve spontanément ou elle intervient sur les conseils de l'entourage. Elle ne réorganise pas la psyché. Elle ne favorise aucune évolution de soi.

Exemple : « Suite à un licenciement, je sens une profonde dévalorisation, mon geste n'a plus de valeur, je démarre un rhumatisme des doigts. Je retrouve un emploi, le rhumatisme guérit. Mais qu'est-ce qui chez moi provoqua ce ressenti dramatique, ressenti absent chez mes collègues ? »

Cette guérison pratique peut ne pas durer, et au prochain drame le rhumatisme peut réapparaître. De plus l'évolution de la maladie rhumatismale dépend de l'extérieur. « *L'extérieur a tout pouvoir sur moi (sur mon intérieur), je suis incapable de me suffire à moi-même !* »

Ce qui semble une guérison pratique efficace ne l'est pas forcément. Ainsi dans l'exemple suivant, le thérapeute M. Erickson propose une solution externe qui va avoir un impact interne chez le sujet, lui permettant d'évoluer.

« *Une femme, médecin dans le Massachusetts, écrivit au Docteur Erickson pour lui demander s'il pouvait traiter l'acné sévère dont souffrait son fils de 18 ans. Le Dr Erickson lui répondit qu'elle n'avait pas besoin de lui amener le garçon : il suffisait qu'elle l'emmène, pour leurs vacances de ski habituelles, dans un chalet. Elle veillerait à ce qu'il n'y ait là-bas aucun miroir, et à ce que son fils ne se voie dans aucun miroir pendant toutes les vacances. L'acné du jeune homme disparut en 15 jours.* »

Cette guérison pratique agit davantage en profondeur car elle traite ce qu'en Bio-décodage nous nommons le confit autoprogrammant. En effet, l'acné vient d'un conflit de souillure et de dévalorisation esthétique. Nous ignorons ici le choc primaire. Ce que nous savons c'est que de se voir dans un miroir avec un visage plein de boutons, chez un adolescent, stimule ce ressenti de dévalorisation esthétique et entretient l'acné. Le fait de ne plus se voir fait souvent sortir du conflit autoprogrammant constitué par l'acné.

Parfois, derrière l'apparence d'une solution pratique efficace, se trouve un changement à un autre niveau que le plan pratique.

Exemple : Me Canari habite seule, elle a 80 ans. Elle est veuve. Sa seule compagnie est son canari. Tous les matins, elle lui dit : « Bonjour Fifi »... et Fifi fait « cui-cui-cui ». Tous les midis, elle lui dit : « Ça va Fifi ? », « cui-cui-cui ». Tous les soirs elle lui dit : « Bonne nuit Fifi ! ». En fait ce canari est le compagnon avec lequel elle parle. Un matin, comme tous les matins, elle se lève, elle dit : « Bonjour Fifi » et Fifi ne répond pas. Elle s'approche de la cage : Fifi est mort, il baigne dans sa fiente ; il est mort de sa belle mort, il a vécu sa vie de canari. Elle n'a plus de compagnon pour parler. Elle se met à pleurer. Elle reste assise sur le bord de son lit, elle n'a plus de raison d'exister. Elle s'est identifiée à : « *Je suis la compagne du canari* », et « *Le canari est mon compagnon.* ». Au bout de quelques jours, chez cette dame très maigre, apparaît une hémorragie rectale. Elle va consulter à l'hôpital. On lui passe un tube et on lui dit : « Vous avez 80 ans, vous avez un cancer du rectum ! C'est à évolution très lente, vous êtes très maigre, on ne peut rien vous faire, rentrez chez vous. » Son espérance de vie étant statistiquement atteinte, elle rentre chez elle pour mourir. On lui dit de venir tous les mois pour contrôler à quel moment elle va mourir. Ceci, en quelque sorte, va lui sauver la vie...

Ses enfants étaient partis en déplacement. À leur retour ils retrouvent leur mère qui est catastrophée et cachectique. Ils lui demandent ce qu'elle a. Elle leur dit qu'elle a un cancer du rectum, qu'elle attend la mort, qu'elle n'en a plus que pour quelques semaines...

Les enfants mènent leur mère chez le Docteur Fifo. Ce dernier comprend rapidement la cause de sa maladie : Me Canari n'accepte pas la mort du canari, car cela la laisse seule et sans raison de continuer à vivre. Il leur indique un endroit où ils pourront trouver un marchand d'oiseaux pour qu'ils puissent acheter un canari en tous points identiques au précédent. Ils le mettront dans la cage et c'est tout.

Ils font exactement comme cela a été prescrit. Ils mettent le canari dans la cage et l'appellent Fifi. Le lendemain matin Me Canari se lève et entend « cui-cui-cui »... « Ah ! C'est toi Fifi »...

Et l'histoire reprend. Le mois suivant la dame retourne à l'hôpital pour voir quand elle va mourir et on lui dit : « On ne comprend pas, votre cancer du rectum a disparu ».

Évidemment, c'est une solution pratique. Elle est pratique dans le sens où l'on a mis un nouveau canari. Tant qu'il y aura des canaris, elle aura sa solution. Le problème se pose si en fait, on ne peut plus trouver de canaris.

Si quelqu'un ne s'entend pas avec le voisin, et qu'il peut déménager, cela ne réglera que la surface des choses. Et pourquoi pas ? S'il obtient un certain confort, finalement n'est-ce pas ce que nous faisons quotidiennement par différentes petites manies que nous avons, manies compensatrices ?

Maintenant, quel est notre objectif ? Est-ce d'informer, de proposer plusieurs styles de passage en guérison, d'évolution, de conciliation avec la vie, de réintégration ? À quel niveau de profondeur faut-il traiter ?

Est-ce que la solution pratique proposée permet une évolution et laquelle ? Et surtout est-ce la demande du sujet ?

## B. Qu'est-ce qui fait que l'accordéon s'ouvre ? s'ouvre ! s'ouvre... Et comment agir ?

### *1. Être souple*

C'est la **souplesse** dans les liens qui permet un mouvement entre les pièces de l'instrument de musique.

Qu'est-ce que cela veut dire en thérapie ? La souplesse, c'est celle du patient comme celle du thérapeute flexible à tous les possibles. Cela revient, entre autre, à **éliminer les croyances limitantes** du patient et du thérapeute, puis à **créer un espace sacré**, de re-création, de récréation.

Le lieu de la thérapie se doit d'être un espace de **sécurité et de liberté**.

Le temps de la thérapie est à la fois **hors du temps** et de tous les temps. Le patient fut blessé à tel âge sans avoir de solution. Le thérapeute lui permet de retrouver cet instant de souffrance et, en même temps, l'émotion qui y est rattachée. Le patient peut ainsi guérir et traverser ce qui n'a pu l'être. Malheureusement, faisant contacter ce moment de souffrance non réglée et sans solution à l'époque, il peut aussi subir ce drame une nouvelle fois et rajouter désespoir, jugement, violence[1]... à cette souffrance passée, si le thérapeute est par exemple maladroit.

Exemple : Une patiente a une insuffisance respiratoire. Elle inspire très peu d'air, elle en expire très peu. Elle a un volume respiratoire très réduit. Cette pathologie est apparue depuis qu'elle a vécu une suite de drames monstrueux, depuis vingt ans. En l'écoutant, je ne vois pas de ressenti spécifique ; ils y sont tous. Elle a vécu de l'angoisse, de la colère, de la tristesse, du dégoût, de la dévalorisation, et d'autres choses encore. Au bout de l'entretien, ce qui ressort, c'est qu'elle a décidé à ce moment-là de bloquer ses émotions car personne ne la prenait au sérieux, ni sa famille proche, ni les médecins, ni les professionnels. Tout le monde était fou sur terre ; personne ne l'écoutait dans ce qu'elle avait vécu. À ce moment-là**, elle s'est empêchée d'échanger toute cette réalité émotionnelle** qui reste **bloquée**[2] en elle.

Pour lui permettre de dire cela, il a fallu une infinie patience, une infinie douceur ; il a fallu qu'elle se sente infiniment en sécurité pour pouvoir commencer à sortir une larme, à sortir cet espace intérieur, et à détendre son soufflet, en l'occurrence respiratoire.

Les émotions s'accompagnent de phénomènes respiratoires dans un certains nombres de cas ; dans d'autres cas les phénomènes sont digestifs. Le bruit[3] des viscères nous informe que la personne est là en transformation, en intégration.

1. Parfois, par sécurité, nous invitons les patients à se mettre en contact avec la solution avant de contacter le problème.

2. Échanger et bloquer sont ici les maîtres mots de la situation conflictuelle respiratoire.

3. Nous vous invitons à être attentifs aux bruits de respiration, de toux, de bâillement, etc.

### *2. Être réceptif*

Assez souvent, ce qui compte n'est pas tant la pichenette thérapeutique (la phrase, l'acte...) que de savoir créer un état de réceptivité chez le patient. La qualité de la relation – patient/thérapeute, patient/ami, etc. – permet aux gardiens de l'inconscient de s'ouvrir, permet des régressions dans l'âge de l'enfance. C'est au cours de cette période d'empreintes que **l'apprentissage** donc le changement est facile.

Ainsi l'état de conscience du patient au moment de la pichenette est fondamental, il fait partie de la pichenette. C'est pour cette raison que l'hypnose est un outil puissant.

### *3. Accepter d'être un élève – Thérapie ou apprentissage ?*

Parfois la séance de thérapie ressemble à un cours, à un enseignement. Parfois certains cours (lecture, conférence, formation...) ont fonction de thérapie et génèrent des guérisons. C'est toute la différence entre l'implicatif et l'explicatif.

1er exemple : **Apprendre**

La métaphore du vélo : Un petit garçon voit ses copains faire du vélo, et se demande comment il est possible de se tenir sur cette machine instable ! Il essaye... il tombe et retombe. Pour lui, c'est une difficulté, voire une impossibilité de tenir sur deux roues si fines ! Avec l'aide d'un tiers, il apprend à pédaler, à prendre confiance. Finalement à un moment donné, il réalise qu'il pédale en se croyant soutenu, alors que ce n'est pas le cas : son soutien est resté en arrière. Mais l'idée d'être soutenu crée la même expérience intérieure que d'être réellement soutenu. L' inconscient s'est fait leurrer, et tant mieux !

Il sait faire du vélo. Cela lui ouvre un espace de liberté. Il sait faire du vélo, il peut en faire quand il le veut, mais rien ne l'oblige à le faire. Cette connaissance, cette capacité est maintenant en lui, à lui. Quinze ans plus tard, sa voiture est en panne d'essence ; il peut prendre un vélo pour aller chercher du carburant.

2e exemple : **Solution extérieure**

J'ai faim, il y a à manger à côté de moi, je me sers, ce n'est pas un conflit. Je connais la stratégie quand j'ai faim, c'est de manger.

3e exemple : **Double contrainte et nouveautés**

Dans ce cas, il n'y a pas de solution satisfaisante, solution qui satisfasse toutes les parties que j'ai en moi. J'ai faim, il y a à manger. Mais il est défendu de toucher à la nourriture ! Là il m'est proposé de créer une nouvelle stratégie : qu'est-ce que je fais ? Est-ce que je vais être en conflit avec moi-même ? Je suis en double contrainte...

Si je satisfais mon besoin de nourriture, je ne satisfais pas mon besoin de respecter l'ordre, je peux me sentir coupable.

Si je respecte l'ordre, je n'ai pas respecté mon besoin biologique de nourriture, je me sens de plus en plus affamé.

Quel que soit l'exemple vécu en terme de limite et de double contrainte (ex : j'ai faim et c'est interdit), il y a plusieurs façons de réagir :

- Je ne bouge pas.
- Je mets du mouvement. C'est-à-dire que malgré le problème, je ne reste pas figé. Le mouvement peut être :
  mental,
  . physique,
  . émotionnel,
  . un mouvement que j'ai eu dans une autre situation et qui m'a permis de sortir d'affaire,
  . un mouvement inédit, une idée nouvelle : une création ou une invention, un apprentissage !

À chaque nouvelle situation, à chaque nouvelle difficulté, quelle est la stratégie qui me convient ? Je peux solliciter ma mémoire inconsciente ou créer une nouvelle stratégie, j'aurais ainsi appris quelque chose de nouveau, en adéquation avec l'évolution de l'environnement ou pas. Cet **apprentissage** est propre à l'époque où je suis.

Ma stratégie pour appréhender la chose, quand je rencontre la chose, fait que ce n'est plus un conflit, mais un apprentissage ou un message de vie.

### *4. Découvrir différents niveaux de passage en guérison*

Quelqu'un ne s'entend pas avec son voisin ; il peut déménager, c'est une solution à un niveau. À un autre niveau, sa vie toute entière peut changer, et sa perception même de la vie peut être modifiée.

« Je ne m'entends pas avec mon voisin, quelle solution trouver à mon malaise ?

- Je tue le voisin.
- Je déménage.
- Je deviens aveugle et sourd.
- Je décide d'aimer mon voisin quelle que soit son attitude.
- Je vois en mon voisin une opportunité de croissance.
- Mon voisin, en fait, c'est Dieu ! Et quoi qu'il fasse, c'est la meilleure chose qui puisse m'arriver.
- ... »

Certains mystiques ou maîtres spirituels s'occupent de l'âme et du corps. Le Christ par sa présence permet une guérison immédiate du corps et de l'esprit, que ce soit un paralytique, un lépreux ou un aveugle. Et cela, il le permet par une phrase. Il n'a pas demandé au paralytique de déménager. Il n'aurait pas demandé, je crois, à notre vieille dame de racheter un canari. Rien qu'un **contact en profondeur** peut changer bien des choses !

**a)** Le Premier Niveau de Guérison est phénoménal, événementiel, ponctuel :

On peut changer l'extérieur d'une manière superficielle. C'est une solution extérieure. Cela veut dire que l'on maintient la personne dans une dépendance à des éléments extérieurs (le canari dans cet exemple, le silence pour un autre). Donc on maintient une dépendance, une manie.

**b)** Le Deuxième Niveau de Guérison est psychologique :

On peut faire le deuil de ce canari, entreprendre une psychothérapie, pleurer ce canari, symboliser ce canari, faire une tombe. Finir cela.

**c)** Le Troisième Niveau de Guérison est celui du sens biologique programmé :

On peut aller plus loin que cet événement *déclenchant*[1] et trouver peut-être une autre histoire de canari, une histoire *program-mante. Traiter* cet événement programmant permettra à la personne de faire le deuil du canari. Par exemple on peut supposer qu'étant enfant, cette personne avait déjà un oiseau auquel elle donnait beaucoup d'importance. Cette relation était importante, car, peut-être, il n'y avait aucune communication dans la famille. Ainsi, d'avoir pu parler à un oiseau, un jour sur le bord de la fenêtre, ou à un moineau, a été comme un rayon de soleil salvateur. Alors, le fait de retrouver cet événement permet de guérir un peu plus profondément ou moins superficiellement.

**d)** Le Quatrième Niveau de Guérison est le transgénérationnel :

Son grand-père ou arrière-grand-père était fauconnier. C'était grâce à l'oiseau que la vie était assurée. Ou bien la grand-mère a eu la vie sauve parce qu'un oiseau a piaillé. Cela expliquera pourquoi cette femme donne tant d'importance à son canari.

Nous pouvons continuer cet approfondissement de la thérapie comme un voyage en spéléologie et trouver pourquoi, finalement, cet enfant a tant investi sur ce canari. Quelle attente avait cette personne ? Quelle image d'elle-même a-t-elle reçue, et quel sens a-t-elle donné à l'époque aux conflits familiaux ? Cette forme de thérapie va diriger la personne vers un état de responsabilité, elle deviendra partie prenante de sa propre vie, donc plus autonome. Elle ne sera plus dépendante, elle ne se sentira pas une victime du monde extérieur. Nous arrivons là à une strate profonde, guérissante dans une plus large mesure car guérissant en amont de nombreux problèmes possibles. Cette possibilité est génératrice de confort à plusieurs niveaux, elle s'accompagne d'un message d'autoresponsabilité.

1. Cf. bibliographie *Mon corps pour me guérir.*

### *5. Responsabiliser la personne*

Un des objectifs de cette profondeur de guérison est de **responsabiliser la personne**[1], la faire passer de l'état de victime à l'état de partie prenante.[2]

*Avertissement bienveillant* : Responsable n'est pas coupable !

Responsable vient du latin '*respondere*' qui correspond au mot répondre. Ici, il a le sens de « qui doit répondre de ses actes », « dire en retour ». Plus tard, au XIII^e^ siècle il signifiera 'se porter garant'. Encore plus tard au XIV^e^ siècle, ce sera 'être conforme'.

Coupable vient de 'coulpe', en usage jusqu'au XVI^e^ siècle . Il vient du latin : '*culpa*' (terme ecclésiastique) qui veut dire : faute, pêché.

Culpabilité est cousin avec le mot 'cul'. Le cul est la partie que l'on ne voit pas de ses propres yeux mais que tous voient, c'est la tache, l'ombre, la partie honteuse. On reconnaît l'origine sociale du paysan en regardant son cul terreux. Job est assis sur son tas de fumier, il est le cul par terre, le cul sale. Le cul indique soumission, sodomie (chez les chiens et les singes, le dominant sodomise les dominés).

Alors que répondre (responsable) indique faire face, faire sortir par la bouche (oralité), mettre devant soi, et non par derrière ou plutôt ne pas être sali par derrière par l'infect, le sale, la maladie, l'infection à expulser. Il s'agit de verbaliser, exprimer, mettre en lumière, régurgiter ce qui est mal assimilé pour *com-prendre* (en latin : saisir par la pensée). Une fois que le problème est saisi, il devient un outil, une arme, bref, une expérience que l'on a rendue positive.

**La culpabilité est en relation avec la faute. La responsabilité est en lien avec l'erreur.**

À propos du pardon : Beaucoup de gens estiment que pardonner est la plus belle chose. Est-ce vraiment le cas ? Si l'on veut pardonner à quelqu'un, cela implique qu'il est coupable. On ne peut pas pardonner à un innocent. Et s'il est coupable, c'est que moi, je l'ai jugé et déclaré coupable. Qui me donne le droit de juger mon voisin, de le déclarer coupable et de m'estimer grandiose pour lui pardonner ?

1. Certains diront de grandir, d'évoluer.

2. Nos maladies sont faites pour nous guérir.

### *6. Sortir du jugement*

Nos interlocuteurs font souvent une confusion entre une faute et une erreur. C'est-à-dire que quand ils ne réussissent pas quelque chose, quand quelque chose est « mal fait », ils disent que c'est une faute. Alors que bien souvent ce n'est pas une faute – ce qui implique un jugement –, c'est seulement une erreur.

Par exemple : Je devais arriver à 14h. Je me suis trompé d'heure, je n'arrive qu'à 14h30. Ce n'est pas une faute, c'est une erreur.

Il y a une confusion dans le sens commun. Nous sommes souvent habitués à voir au travers du jugement, de la culpabilité. Le jugement est souvent notre première référence.

Un des aspects de la thérapeutique consiste à sortir du jugement. Nous ne jugeons pas qu'il ne faut pas juger... mais nous invitons à ne pas juger en permanence, à vous offrir des moments où vous êtes hors jugement. Hors jugement, certaines choses sont possibles. En jugeant, certaines choses sont complètement impossibles et verrouillées. Ainsi dans la relation de thérapie, le fait d'accueillir permet l'ouverture puis la confidentialité. Si vous voulez juger... changez de métier !

En conclusion, il y a une distinction interne, à la fois psychologique et émotionnelle entre la faute et l'erreur. La faute implique un juge, un plaignant et un coupable[1]. L'erreur implique une évolution avec un objectif. Car à un moment donné, on s'est trompé de chemin, on en a pris un  plutôt qu'un autre. Y a-t-il des coupables, y a-t-il des victimes ? Nous l'ignorons. Mais ce qui est sûr, c'est qu'il  a des juges ! Mais au plan de la biologie pure, qui nous autorise à juger ?

Un des rares critères qui pourrait nous permettre de juger est le sens de la vie de l'espèce, sa survie. Notre comportement, nos actions, nos pensées, etc., vont-ils dans ce sens ou non ?

Le conflit naît souvent de la contradiction entre ce sens de la vie (éternelle, absolue) et celui d'une culture (momentanée, relative).

---

1. La culpabilité est l'une des grandes causes qui amène les hommes à la maladie et à la mort.

La faute, ce qui en découle, c'est une souffrance. La faute est en référence avec le négatif. Quand on est accablé d'une faute, ou accusateur d'une faute, il s'agit de s'éloigner du négatif.

Lorsqu'on est en référence avec l'erreur, on est dans un processus dynamique. Il y a une erreur par rapport au succès, par rapport à la réussite et on va aller vers quelque chose de positif.

Quand il y a faute, il y a potentiellement maladie. Quand il y a erreur, il y a feed-back.

Il y a une différence entre la culpabilité intellectuelle et le sentiment de culpabilité qui est un des facteurs des *résiliences*[1].

Par exemple un enfant qui a été violenté se *doit* de rester dans ce sentiment de culpabilité pour faire que, quand il re-élabore son histoire, il peut être un **sujet** de l'histoire avec une toute petite partie de responsabilité. Ainsi il peut surmonter l'étape psychique de cette histoire. S'il n'y a pas le sentiment de culpabilité, il est **objectivé** ; ce qui fait que c'est insupportable pour son psychisme et qu'il peut virer vers la pathologie. Il faut différencier les deux. C'est ce que propose M. Cyrulnik. Il définit la culpabilité par rapport aux autres, le *sentiment* de honte, le *sentiment* de culpabilité est quelque chose qui appartient à la personne, comme la faculté de re-élaborer un événement mal vécu.

Ce qui compte c'est de pouvoir re-élaborer, donc d'être actif et de ne plus être victime.

Nous cherchons les éléments minima universellement présents dans l'évolution, le changement, la guérison. Et se sentir coupable ne semble pas être indispensable pour élaborer du sens, guérir. Cela semble souvent être un frein, au contraire.

La question est : comment se fait-il que même un enfant de 3 ans garde ce sentiment de culpabilité ? Est-ce que cela est « inné » dans la personne ? L'a-t-il appris par imprégnation de ses parents qui eux-mêmes se sentent coupables de quelques non-dits ? Ou cela vient-il d'adultes fortement culpabilisants[2] ?

1. Voir Boris Cyrulnik en bibliographie.

2. La culpabilité est l'un des moyens préféré par les parents et les maîtres pour assurer l'éducation – le dressage des enfants et des élèves.

Ce peut être beaucoup plus simple que cela. L'enfant est le centre du monde dans son illusion narcissique, égocentrique. Quoi qu'il se passe, il en est le créateur, glorieux ou fautif. Le soleil se lève, c'est lui qui fait lever le soleil. Les parents divorcent, c'est lui qui est à l'origine de cela, croit-il ! Il est violé, c'est lui qui a provoqué ça... Il est le centre du monde, seul responsable de son monde familial !

Ainsi, pour pouvoir exister, j'ai besoin d'avoir un sentiment fort d'ego. L'identification est indispensable à un moment donné ; ensuite elle devient un obstacle. L'égocentrisme est d'abord indispensable ; puis il devient un obstacle. Lorsque l'agression a lieu durant l'enfance, l'intéressé construira la croyance suivante : « Je suis forcément responsable puisque c'est moi qui fais lever le soleil »[1]. Lorsque je réalise que l'autre est potentiellement libre comme moi, je deviens libre ; je cesse d'être responsable de l'agression ou de tout autre chose. C'est lui qui est méchant. Moi, je suis responsable de mon ressenti mais pas de l'acte d'autrui.

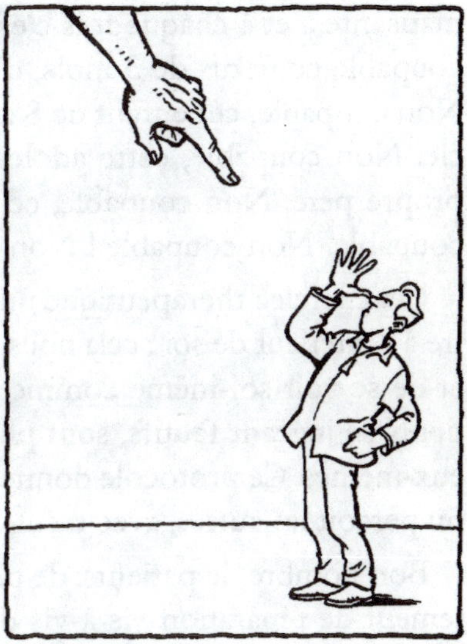

### ✱ Un exercice thérapeutique : le procès

Le patient est-il coupable ou pas coupable ? Je n'ai pas de point de vue en tant que thérapeute. Je ne dis pas que c'est vrai ou que c'est faux, sinon je deviens moi aussi un juge. Si je dis de la personne qu'elle n'est pas coupable, je vais être recyclé dans la problématique du jugement. Par contre, *je peux inviter la personne à être le juge.*

1. C'est l'illusion de la toute puissance enfantine.

Cette petite fille a été bastonnée par son grand frère, elle a subi telle drame ou telle autre chose. Elle se juge coupable de ce qui s'est passé.

L'exercice se déroule ainsi : Je lui décris exactement l'événement subi. Je lui dis qu'elle devient maintenant un juge. « Vous regardez un enfant, autre que vous et qui est accusé de la même chose ; vous devez prononcer un verdict : Coupable ou Non coupable ? Quelle est la peine encourue ? » Je mets le sujet à l'extérieur de la scène traumatisante... et à chaque fois c'est l'évidence : « non coupable ». Non coupable ce fœtus de 3 mois, d'avoir obligé ses parents à se marier. Non coupable, cet enfant de 8 ans de l'agression sexuelle de son oncle. Non coupable, cette adolescente de l'enfant que lui a fait son propre père. Non coupable, ce garçon du suicide de sa mère. Non coupable. Non coupable ! Non coupable !

Cet exercice thérapeutique utilise la *dissociation*, c'est-à-dire se mettre à l'extérieur de soi ; cela nous permet de 'voir autrement' les choses et de se voir soi-même comme quelqu'un d'autre. Beaucoup de patients se jugeant fautifs, sont plus indulgents avec les autres qu'avec eux-mêmes. Ce protocole donne la possibilité de se percevoir comme on perçoit les autres, avec recul, indulgence, amitié, et parfois amour.

Bon nombre de patients, de patientes, ont aujourd'hui un comportement de réparation vis-à-vis de leurs propres enfants ou des gens qui les entourent. « *On donne aux autres ce que l'on aurait aimé recevoir ; on protège les autres de ce que l'on a subi* ».

L'exercice est un glissement, une étape qui mène vers un recadrage de sens. La thérapie est assez souvent – est-ce que c'est tout le temps – un recadrage de sens par rapport aux éléments du passé ou par rapport à l'avenir.

Le recadrage de sens est valable à tous les âges. La seule différence, c'est que quand nous sommes petits nous n'avons pas le libre-arbitre, nous n'avons pas liberté de pensée[1]. Le sens passe par les parents, ils sont le filtre et la référence.

1. Nous en avons le potentiel – le pote en ciel.

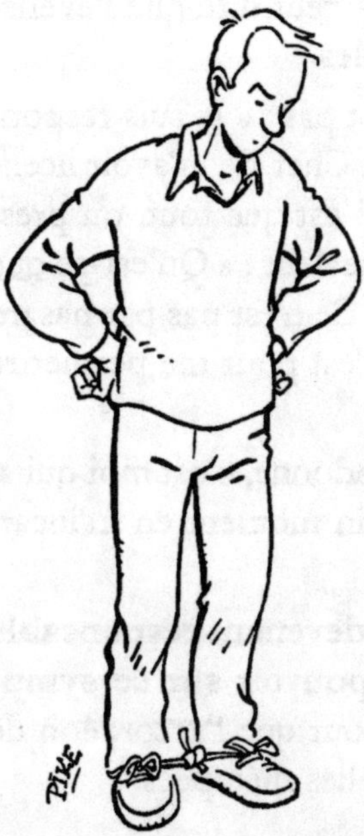


Méfions-nous d'un autre écueil qui est d'être irresponsable, démissionnaire.

À une extrémité, nous avons rencontré des personnes qui se jugent coupables de tous les maux de la terre, de la famine comme de la guerre. L'autre caricature, l'autre excès est représenté par les individus qui accusent les autres de tous leurs maux, et se disent n'être responsable de rien, pas même de leurs émotions ! « C'est la faute de l'autre si je suis en colère d'avoir loupé mes examens. »

D'où l'intérêt, pour pouvoir changer, d'être :

- **Responsable de son ressenti.** Car parfois le patient arrive avec un discours plaçant un *fautif* à l'extérieur de lui : « Je suis malade à cause des courants d'air, de ma mère, de mon enfance, de mes collègues, des microbes, etc. ». Cette attitude empêche tout changement[1]. « Étant victime de l'extérieur, c'est à l'extérieur de changer, non à moi. » Être parti-prenant revient à se responsabiliser de son ressenti.

Certes l'autre me néglige, m'insulte, m'abandonne[1] ! Mais c'est bien *moi* qui ressens ce que *je* ressens ! C'est *moi* qui crée ce que je ressens à chaque instant. Ainsi le changement devient possible et durable puisqu'il ne dépend que de moi ! »

- **Responsable du sens.** Le monde n'a pas de sens en soi. C'est moi, mon inconscient et en lui les apprentissages conscients et inconscients, personnels, familiaux et culturels qui donnent du sens. Je peux en devenir conscient puis auteur.

- **Responsable de l'événement.** L'étape suivante est : « Je ne suis pas parti-prenant de l'événement, je suis créateur d'événements, ou

1. Beaucoup de gens attendent le changement de l'extérieur, des jours meilleurs... qu'ils continuent !

complice, ou selon les croyances, ami ». Cela veut dire que l'événement qui vient est riche de sens et de possibles.

Ce n'est pas : « Je suis la victime ». Ce n'est pas : « Je suis responsable ». C'est : « Merci Fifi d'être mort, merci Chef de m'avoir licencié ! ». On arrive à une autre profondeur qui est que tout, ou presque, est expérience d'évolution. La question devient : « Qu'est-ce que ce malheur apparent pourrait m'apporter ? » Ce n'est pas par hasard que le sacré me propose cette expérience. C'est pour me permettre d'évoluer.

Si je suis confronté à une mère qui m'abandonne, c'est moi qui ai accepté implicitement cette mère à un certain moment en m'incarnant. (Ce n'est qu'une hypothèse bien sûr.)

La conclusion qui s'impose alors est : **En devenant responsable du symptôme... je découvre un certain pouvoir sur ce symptôme...** C'est là une condition *sine qua non* pour que l'accordéon de la guérison s'ouvre et me fredonne de nouvelles mélopées.

## C. Donner un cadre au changement

### *1. Le moment de la guérison ne survient pas au moment où on le croit, mais avant cet instant.*

De même qu'il y a fréquemment un *conflit* programmant, il y a généralement une *guérison* programmante.

Assez souvent, le patient **avant** de rencontrer son thérapeute, **avant** que celui-ci ne lui dise quoi que ce soit, est déjà potentiellement guéri. Il est dans le devenir *potentiel* de l'être, et ce parce qu'il a déjà :

- accepté la définition du thérapeute,
- accepté d'évoluer,
- atteint une mémoire de guérison qui rentre dans le cadre de ses cycles biologiques.

**Projet de guérir : la création et l'incréé**

- *Quand les vagues de la pensée se sont précipitées hors de l'Océan de la sagesse, la sagesse leur a conféré le don de la parole et de la voix. La forme est née de la parole, puis est morte à nouveau. La vague s'est retirée à nouveau dans la mer, la forme est venue de ce qui est sans forme et y est retournée car en vérité c'est à Lui que nous retournons.*

- *Quand l'apparence de la maladie, cette farce, a jailli de l'océan de la santé et de la sainteté, celle-ci lui a donné forme, apparence, illusion. La maladie ainsi vint au monde, puis mourut. Elle se retira à nouveau dans l'océan de la santé.*

- *La forme est venue de ce qui est sans forme, le jet est venu du projet et ce jet donnera naissance à d'autres projets.*

- *Quand le projet, le rêve et le désir jaillirent de l'océan de la sagesse, cette sagesse lui donna forme. Et ainsi projets, rêves et désirs devinrent matière, devinrent maladies, devinrent maisons, prisons et hôpitaux.*

- *La forme vint au monde, un jour disparut, pour revenir de là où elle était venue.*[1]

La guérison, la maladie. D'où cela vient-il, où cela va-t-il ? Y a-t-il un commencement, y a-t-il une fin ? Est-ce une illusion ou une réalité ou une illusion de réalité ou la réalité d'une illusion ?

La guérison réelle survient avant la guérison apparente. C'est un projet inconscient, un rêve, une intention. Nous pouvons retrouver ici la notion de projet-sens découverte par M. Marc Fréchet (cf. *Mon corps pour me guérir* et *Des ancêtres encombrants*[2]). Avant toute phase matérielle (visible, perceptible, apparente), il existe un phase immatérielle, de projet. Envisageons le projet d'écrire un livre : le livre n'existe pas encore. Envisageons le projet de guérison : la guérison a du sens mais est encore invisible, cachée ; puis suit la guérison apparente, visible, objective.

Lors des guérisons que j'appellerai miraculeuses, existe vraiment l'intention très forte de guérir. Si les patients n'ont pas l'intention de

1. Texte librement adapté par les auteurs, du Maître Soufi Jalaluddin Rumi.

2. Cf. bibliographie en fin de livre.

guérir, cela ne fonctionne pas. Dans notre expérience chaque fois que les patients ont eu consciemment **et** inconsciemment l'intention de guérir, ils ont guéri. Dans ces moments-là, ils sont tendus vers la guérison, c'est : « Où faut-il que j'appuie pour que je sois guéri ? Où est le bouton, où est le contacteur, où est le basculeur ? » De toute façon, quoi que l'on fasse ou dise ce sera bon (à condition d'être sérieux, honnête). L'*être* à ce stade l'emporte sur le *savoir*, ou le paraître.

Quand le patient est prêt, il en faut très peu pour le faire basculer. Le sens peut être de préparer ce moment.

Pour savoir si le patient est prêt ou s'il faut le préparer, il faut l'observer. Ils le *disent*. Lorsque l'élève est prêt, le maître paraît, disent les anciens[1].

**L'histoire de la fille qui avait des angines : Gina**

Une femme de 34 ans arrive en consultation, accompagnée de son mari. Pour elle, c'est une urgence, elle a très mal à la gorge. Pendant l'examen, elle prononce 2 ou 3 phrases. « Ça fait environ 3 ou 4 ans que je prends des antibiotiques, 20 jours par mois pour mes angines, et j'ai toujours ces angines. J'en ai assez, je voudrais guérir. » C'est un constat et une demande accompagnés d'une légère émotion. Si elle s'était exprimée avec colère, cela aurait pu vouloir dire qu'elle avait un compte à régler, ce qui aurait été verrouillant pour le traitement.

Le mari assis à côté est assez effacé. La patiente affirme : « Je ferai n'importe quoi pour guérir. » Je prends la phrase au vol et lui demande si elle est véritablement prête à faire quelque chose pour guérir. Elle me répond que ce qu'il faudra faire, elle le fera...

J'interromps l'examen et lui demande d'embrasser sa mère. Elle reste interdite. Elle hésite. Elle arpente la pièce. Elle fait remarquer que sa mère n'est pas là. Je lui dis : « Ça n'a aucune importance, vous avez un gros sac à main, prenez-le dans vos bras et faites comme si c'était votre mère, serrez-la fort et embrassez-la. » Elle retourne au fauteuil. Son mari n'a pas bougé. Il la voit passer, prendre le sac à

1. C'est l'élève qui fait le maître et non l'inverse.

main, nouvelle hésitation... Elle prend le sac dans ses bras, le serre fort et l'embrasse et se met à pleurer. Cela dure quelques minutes ; je lui demande si le problème est réglé. La réponse est OUI ! Je lui dis qu'éventuellement, le lendemain elle pourra prendre une dose d'homéopathie mais il n'est pas certain que cela soit utile. Et j'ajoute : « Il est possible que la plupart des maladies puissent se guérir comme ça. » La dame s'en va.

Trois mois plus tard, elle se représente avec son mari et me dit que ça a marché, elle n'a plus eu d'angines et n'a plus pris d'antibiotiques. J'apprendrai que sa mère était morte lorsqu'elle avait six mois, brûlée vive en chauffant un biberon devant sa fille.

Le code biologique de l'angine[1] est : « Je veux attraper la présence de ma mère ou de quelqu'un, quelque chose d'aussi important qu'elle, afin de me sentir en sécurité. »

### *2. De multiples sphères de guérison*

Nous pouvons nous demander si l'intelligence est pour quelque chose dans la guérison ; les personnes intelligentes guérissent-elles plus vite ?

Cette femme, dès qu'il lui est proposé quelque chose, le prend ; elle fait un lien, trouve un sens et guérit. Parfois l'histoire conflictuelle de certaines personnes est évidente, pourtant elles ne feront jamais de lien. On pourrait croire qu'elles sont stupides ! En réalité le problème n'est pas là.

Certaines personnes ne comprennent rien, au sens intellectuel, elles font confiance et guérissent. Ces personnes ont peut-être une autre forme d'intelligence. D'autres personnes ont besoin d'agir pour guérir. D'autres encore ont besoin de *tout comprendre.* Il s'agit parfois davantage d'un acte de foi...

Nous pouvons nous demander pour nous-même : « Où est-ce que je mets ma conscience et ma confiance ? Comment dois-je m'y

1. Angine = *angor* = je serre.

prendre pour guérir ? » Dans ce sens, nous pouvons parler de la sphère naturelle de guérison.

Un exercice a été proposé à des stagiaires. Je leur ai demandé de retrouver une expérience, un souvenir de guérison naturelle, spontanée, d'évolution favorable, un type d'expérience durant laquelle ils avaient remarqué *un avant* et *un après*, une expérience au cours de laquelle quelque chose s'était passé.

Je leur ai demandé de trouver puis de définir comment cela avait marché *spontanément*.

Certains m'ont dit *« j'ai compris »*, d'autres *« moi, j'ai appris »*, d'autres *« moi, j'ai senti »*, d'autres encore *« j'ai fait »*. Il y avait plusieurs modes de guérison, plusieurs façons de faire, d'expérimenter, de vivre, d'être au cours de ce passage. C'était varié et fort intéressant.

Il y a plusieurs sphères de fonctionnement. Le thérapeute intellectuel et mental travaillera spontanément plus facilement avec des personnes intellectuelles qui, comme lui, ont besoin d'analyser, de comprendre pour évoluer.

Souvent le thérapeute croit que les autres guérissent par le même mode que lui !

C'est une erreur – souvent une limitation – de croire que tout le monde a la même expérience du monde, qu'il n'y a qu'une façon unique – celle du thérapeute – de guérir ou de basculer dans la guérison.

Les gens parfois guérissent en un instant ; ils écoutent, prennent les informations, font des liens. Clac ! Clac ! Clac ! Cela va très vite. Ils ne font pas de **résistance**[1]. Je ne vais pas dire qu'ils ne sont pas intelligents. Je dis qu'ils ne font pas de résistance. Ce n'est pas la même chose. Ils sont dans la souplesse.

La résistance consiste à bloquer la façon de faire des liens, la façon d'attraper la pichenette pour guérir. Les *résistants* bloquent leur

1. La résistance : nous rencontrons cette situation chez les sujets à tendance diabétique : ils résistent ! Tout, plutôt que de lâcher prise !

esprit mental pour ne pas évoluer, pour ne pas grandir, pour ne pas apprendre. Leur objectif, leur intention positive est souvent de ne pas grandir, de rester enfant par exemple. Pour eux, la guérison peut passer par la prescription de tâche, d'actes ou par des objets symboliques. Il s'agit alors de contourner leurs résistances.

Au contraire, un des succès les plus nets et parmi les plus rapides que j'ai eus est le cas d'un homme qui avait un cancer du larynx. Je le vois ¾ d'heure. Il se présente avec une radiographie effectuée avant l'entretien et montrant un cancer. Une nouvelle radiographie du larynx objectivera 2 semaines après l'entretien la disparition du cancer. C'est un homme très simple, rustre, frustre. Il est dans une relation de **confiance**, il est sensible. Il n'a pas de bagage. Il n'est pas stupide, mais en termes de compréhension, ce n'est pas là que ça a opéré.

Pour guérir, la personne ne **refuse** pas de comprendre. Elle n'est plus dans cette crise d'adolescence, d'opposition, de régression[1]. Elle ne refuse plus de guérir. Elle ne refuse plus d'être intelligente. Elle ne se complaît plus dans une espèce de bêtise. Elle laisse ses neurones, libres, tranquilles : c'est la souplesse mentale.

**Métaphore : le cheval**

C'est un cheval qui est buté et qui bute devant l'obstacle. A-t-il peur d'expérimenter, peur de l'échec ou d'être incapable ?

Le patient qui résiste au changement, ce n'est pas qu'il n'est pas intelligent. Parfois il l'est trop. Comme nous l'avons déjà écrit, il contrôle, il ne veut pas lâcher la bride à son inconscient comme s'il avait peur de lui, peur de découvrir des *choses* en son inconscient. Il est buté. Il bute devant la difficulté et cela jusqu'à ce qu'il accepte de franchir l'obstacle. *Il a les neurones entêtés.*

Alors que faire ? Doit-on toujours être conscient de tout pour guérir : prise de conscience ou d'inconscience ?

1. Le diabétique dans la construction de son moi a choisi de s'opposer – pour qu'un diabétique guérisse il faut souvent lever un verrou de résistance.

### *3. La prise d'inconscience*

**1.** Qu'est-ce que l'état de veille ? Est-ce différent de l'état de sommeil ?

Bien évidemment ça l'est ! Lorsque nous rêvons nous ignorons que nous rêvons, il faut bien sûr être réveillé pour savoir que nous avons rêvé. Avec un entraînement certaines personnes prennent conscience qu'elles sont en train de rêver. Mais cette partie qui prend conscience est en dehors du rêve, elle est spectatrice. Où est cette partie ?

De toutes façons, il faut s'extraire de l'expérience, pour savoir qu'il s'agit de telle expérience. Sans dissociation, nous ne pouvons pas savoir ce que nous vivons. Tout cela me fait penser au passage en guérison. C'est une forme de réveil, de prise de conscience ou d'inconscience, qui est une dissociation du problème, de son malaise, pour être, quelque part, associé à la solution, à la santé, à son confort, au bonheur, à l'évolution.

On s'associe à un autre niveau, pour être dissocié du précédent. Il s'agit d'un nouveau clivage.

Pour devenir conscient d'une chose il faut que je me tienne ailleurs, dans un autre espace que cette chose. Je peux voir un cavalier sur sa monture si je ne suis pas ce cavalier ! L'œil ne peut pas se voir. Donc, à chaque fois que nous sommes conscient de quelque chose, nous en sommes spectateur, inconscient de notre place de spectateur. Si c'est le cas, nous sommes devenus spectateur de notre état de spectateur !

**2.** Par ailleurs, il est parfois dangereux de devenir conscient de nos vieux et douloureux traumatismes, lorsqu'ils sont spécialement terribles et odieux.

**3.** En conséquence, amener à la conscience, même si cela est souvent utile, n'est pas le mécanisme de guérison biologique. Car c'est l'inconscient qui dirige l'espace biologique. En effet, c'est changer l'inconscient qui est déterminant : nous proposons le terme de prise d'inconscience. Nous pouvons utiliser notre esprit conscient pour permettre des changements inconscients. Nous serons conscients des bénéfices de cela sans être conscient des différences et des nouveautés mise en place dans notre structure psychique : c'est la prise d'inconscience !

*« Les recherches sur la pensée créatrice ont montré que ce qui est vraiment novateur est habituellement généré à l'intérieur de nous à un niveau inconscient. La partie consciente de nous-même se contente de recevoir l'idée nouvelle et de la soumettre à une validation, puis à une intégration. »*[1]

### 4. Parallèle entre mise en maladie et mise en guérison

Dans ce paragraphe, nous allons pouvoir observer les parallèles entre :

| | |
|---|---|
| 1. La mise en maladie, le Biochoc, conflit programmant, déclenchant, rails. | 1. La mise en guérison, la CLÉ. |
| 2. La guérison biologique qui passe par l'inflammation organique et cérébrale. | 2. La guérison psychologique, qui passe par la guérison des croyances limitantes et pathologisantes. |

#### a) Programmation biologique au conflit et programmation biologique à la guérison

Favoriser la guérison c'est orienter l'énergie, la conscience, le mouvement vers des ressources.

Le 1er choc a lieu assez souvent lors de l'enfance.

Dans notre passé, nous avons aussi eu une 1re expérience de guérison ou d'autoguérison. C'est une expérience ou une information. Par exemple, nous faisons une rencontre éblouissante qui nous ouvre les portes de la perception. Nous lisons un livre bouleversant, qui nous fait avancer. L'information peut également venir jusqu'à nous par l'inconscient collectif.

1. In *Psychobiologie de la guérison*, d'E. Rossi, éd. Le Souffle d'Or.

Il y a un parallèle entre la mise en maladie et la mise en guérison. C'est presque la même chose. Quelle est la petite différence qui fait la différence ? Car de la même façon que nous sommes structurés de manière névrotique, de la même façon nous sommes structurés pour guérir par les actes, par l'apprentissage, la compréhension, l'émotivité, l'artistique, ou d'autres plans de réalité.[1]

Nous pouvons retrouver ces moments de programmation à la guérison. Je suis certain qu'ils existent chez tous, toujours, parce que les gens viennent, parfois désespérés mais vivants. Je pense à une femme qui me dit :

« De toute façon, toute ma vie est une horreur, ce n'est qu'une suite d'angoisses permanentes. » Je lui réponds :

« Mais vous êtes là, aujourd'hui ! Donc, il y a une façon inconsciente de guérir. Puisque vous ne vous êtes pas suicidée. » Elle reprend : « Oui, mais j'ai eu envie ! » Je lui propose :

« Une partie de vous en a eu l'envie et une autre partie a eu et a envie de continuer de vivre et de bien vivre. Votre présence ici en est la preuve. ».

Elle n'est pas morte de fausse-couche ou d'une autre façon ! Donc, il y a forcément un processus de guérison (de maintien de la vie), une structure de guérison qui existe en tous. Et nous pouvons chercher et trouver la structure naturelle de guérison de l'humain, en parallèle avec la guérison biologique qui est l'inflammation, avec ses étapes.

Erickson, durant ses thérapies, faisait souvent référence à la façon dont nous avons tous appris quelque chose (comme de marcher, lire, conduire...) pour induire à l'inconscient qu'il peut faire un nouvel apprentissage. Il pouvait faire régresser la personne et lui dire : « Comme tu as appris à distinguer la lettre A de B et à lui donner un sens... tu as déjà fait un apprentissage, tu sais comment on apprend. Donc, apprends maintenant quelque chose pour résoudre ce problème ». Ici, c'est la même chose que de dire : « Tu as déjà fait des expériences de guérison. »

1. Voir plus haut : 'intelligence, sphères de guérison et souplesse'.

C'est même bien *pire* ! « Tu as déjà osé, tu as pris un risque. Quand tu sors du ventre de ta mère, tu prends l'air pour la 1re fois, tu oses prendre, respirer de l'air. C'est un risque énorme ! »

De la même façon que nous parlons du conflit programmant dans l'histoire de la personne, dans le ventre de la mère, ou chez les ancêtres, de la même façon nous pourrions chercher... chercher la solution programmante. Chacun a la sienne. On la trouve, puis on la relie au drame déclenchant.

C'est une ressource formidable que de retrouver, de révéler en nous ce chemin de guérison. Ce chemin est dans notre inconscient, mais nous n'y sommes plus reliés.

Exemple : M. X vient en thérapie pour traiter un problème de peur, il est peureux comme sa mère l'était, alors que son père était courageux. Je lui propose d'aller dans l'espace de son père et lui demande comment il se sent. Il s'y sent bien. Je lui demande ensuite comment son père s'y prenait pour se sentir bien. Nous voici là avec la structure, la stratégie de la guérison. Pourquoi cet homme resterait toujours dans la lignée de la mère, dans cette mémoire-là ? La fidélité ! Oui, mais il peut tout autant être fidèle à son père.

### b) Le projet-sens à guérir

Qu'est-ce qui fait que l'on vient au monde, par exemple ? Qu'est-ce qui fait que l'on s'incarne ? Que l'on choisit de vivre et de vivre ce que l'on vit ?

On peut chercher des 'expériences-réponses' durant notre petit âge ou la grossesse ou même avant la conception. Qu'est-ce qui fait que l'on décide de revenir ou de venir sur Terre, d'avoir ce projet-là, cette intention ?[1] « Pourquoi sommes-nous là ? Quelles sont nos raisons préalables à l'incarnation, nos projets, quel en est le sens ? »

Par ce questionnement il s'agit là encore de trouver des ressources puissantes pour évoluer.

1. Certains auteurs ont observé que l'accouchement était déclenché par l'augmentation du taux de cortisol fabriqué par la glande corticosurrénale de l'enfant. Pour nous, projet et intention sont reliés à la glande surrénale.

**c) Moment programmant et moment déclenchant la guérison**

Le moment thérapeutique n'est pas toujours ce que l'on croit. Il est plus une suite de moments qu'un instant unique.

Tout comme avec le Bio-choc, il y a le programmant et le déclenchant. Dans la thérapie, nous pouvons parler de l'instant programmant la guérison et de l'instant déclenchant la guérison. Dans l'histoire de Gina (la fille qui avait des angines), quand elle embrasse sa mère à travers le sac à main, elle vit un événement **déclenchant** la guérison. Mais elle était déjà programmée à la guérison bien avant ; elle s'était programmée toute seule. Il y a un programme de guérison, une autoprogrammation.

Lorsque les patients viennent en thérapie, ils se sont souvent pré-programmés à un type de rencontre, une nouveauté, ils ont une attente de possibles, une ouverture.

De même lorsque nous prescrivons une tâche symbolique, thérapeutique, nous pouvons distinguer deux étapes :

- la préparation à la tâche qui est la programmation, et
- la tâche elle-même qui peut déclencher la guérison.

Souvent, beaucoup de choses se passen tdès la programmation...

**d) Les guérisons autoprogrammantes**

Le terme d'« **autoprogrammation** » concerne une maladie qui est si mal vécue qu'elle induit un stress : « Mes rhumatismes me dévalorisent – mon acné me souille – mon herpès m'isole car plus personne ne veut m'embrasser – ma sclérose en plaques m'empêche d'aller où je veux et m'oblige d'aller là où je ne veux pas aller – à cause de mon Parkinson, j'hésite à aller à m'exposer à cette soirée, etc. ».

**Toutes ces notions peuvent être recyclées dans la guérison.** La méthode Coué peut ressembler à une autoprogrammation au bonheur.

Nous pouvons penser à ce type de messages : « Plus vous irez mieux, plus vous irez mieux. » « À chaque fois que vous constaterez une amélioration, ce ne sera que le début d'une nouvelle amélioration... et lorsque vous aurez l'impression que les choses stagnent ou empirent, réjouissez-vous, c'est là que la guérison est la plus profonde ! »

De la même façon qu'il y a le conflit du diagnostic et l'autoprogrammant : « Plus je vais mal, plus je déprime, et plus je déprime, plus je vais mal », il y a l'orientation vers la guérison et l'autoprogrammant à la guérison : « Mieux je vais, plus je suis heureux ; et plus je suis heureux, mieux je vais. »

### e) Les rails de guérison

Lors du drame, tous les éléments chimiques, physiques, météorologiques, etc., sont mémorisés. C'est ce que nous avons déjà étudié avec le phénomène de l'allergie. Pour rappel, prenons l'exemple d'un choc qui se déroule sur un cheval. À partir de là, cheval = drame, et la présence de poils de cheval déclenche une réaction variant avec le ressenti (séparation-peau ; rejet-éternuement ; peur-larynx, etc.).

Lors d'une thérapie nous allons pouvoir utiliser consciemment ce phénomène de transfert, de déplacement, de rail, d'ancrage. Le thérapeute spontanément devient assez souvent un ancrage positif pour le patient. Un mot, une musique entendue lors d'un heureux événement produiront la fois suivante et à distance de cet heureux événement le même effet. C'est une façon de se servir des leurres : l'illusion n'existe pas, le temps n'existe pas.

Tous ces phénomènes présents dans la mise en maladie pourront être utilisés pour le changement vers la guérison, car l'inconscient les accepte sans hésiter, il les connaît déjà.

### f) Le Bio-choc est un drame vécu dans l'isolement et sans solution

Le moment de la CLÉ peut être l'opposé du Bio-choc (choc dramatique, inattendu, vécu dans l'isolement, sans solution acceptable).

Le cadre de **la CLÉ c'est de banaliser, de canaliser, d'analyser.** Ainsi la situation n'est plus perçue comme dramatique. (cf. plus loin : recadrage de sens)

Cette situation n'est plus vécue dans l'isolement : il y a un **partage** ; le patient se sent entendu.

Cette situation n'est plus inattendue, brutale, subie ; au contraire le sujet attend cette libération.

Cette situation devient acceptable ; elle a une solution. Elle est une solution.

Les événements n'ont que l'importance que vous leur donnez. Ainsi en PNL, en utilisant la **méta-position**[1] en énième position, nous donnons à la situation conflictuelle l'importance que nous décidons lui accorder.

### g) Le Bio-choc crée une séparation interne

Lors de la pratique des lois et principes du passage en guérison, il est utile de connaître les lois et principes du passage en maladie. Dans le passage en maladie on trouve presque toujours un élément de séparation. Quelqu'un qui est agressé est également séparé !

Souvent si le sujet a pu parler de son drame, de son problème, il n'y a pas de passage en maladie. Il y a dans tous les conflits, jusqu'à preuve du contraire – on peut en débattre – un conflit de séparation sous-jacent.

Je m'explique encore : quelqu'un qui est agressé par son père, son frère, son instituteur ou sa mère, aura deux fois plus de problèmes que celui qui aura été uniquement séparé de la mère ou du père. Pourquoi ? Si je suis agressé par mon père, j'ai peur, je me cache, je me camoufle, je fuis ou j'utilise d'autres stratégies. Je vais traiter cela en thérapie, mais je ne suis « guéri » qu'à 50%. Les 50 autres % sont représentés par l'expérience suivante : « Je suis séparé du père dont j'ai besoin ». Il y a donc au minimum un conflit de séparation et au maximum, un conflit séparation + agression. Dans la *Bible*, on peut lire : *« Seigneur ne m'enlève pas le contact avec ta protection »*. La personne qui exprime cela est à la fois séparée et agressée puisque elle veut être en contact avec la sécurité et protégée d'un danger.

1. Il s'agit de différentes positions *perceptuelles* décrites par Grinder, Bandler et Dilts, cf. bibliographie.

Dans cette situation de bio-choc, nous trouvons un ressenti de perte de contact, d'incompréhension par autrui, une séparation. Pire encore, nous trouvons une séparation entre nous et nous, entre deux parties qui sont notre raison et nos émotions ; ces deux logiques ne s'articulent plus harmonieusement.

Le passage en guérison est permis par ou a pour conséquence des retrouvailles entre toutes mes parties internes, pour aller de l'explosion à la réunification, et surtout à la découverte du point commun entre l'extérieur et l'intérieur, – rieur–.

En conséquence de quoi, nous trouvons à la fois : réunification et continuité.

### g) L'inflammation : une métaphore

La métaphore est un parallèle imaginaire entre deux structures que l'on rend proches par la comparaison[1], comme par exemple les paraboles, les actes symboliques.

De la même manière, la maladie est une métaphore ; elle est le transposé physique d'une émotion psychique. Cette émotion est le transposé intérieur d'un événement extérieur. Chaque chose parle toujours d'autre chose qu'elle-même. Alors de quoi nous parle le phénomène de l'inflammation ?

Tout d'abord, qu'est-ce qu'une inflammation ? Lorsqu'une épine de ronce se plante dans notre peau, le corps réagit pour éliminer ce corps étranger et pour réparer la blessure ; pour cela il se sert de l'inflammation, c'est-à-dire que le corps envoie sur place de nouveaux matériaux de construction (protides), des éléments énergétiques (glucides), des globules blancs pour digérer les germes et cellules mortes. Les vaisseaux sanguins se dilatent afin de permettre l'arrivée de ces éléments utiles et pour permettre au déchets d'être déblayés. En conséquence, sous l'afflux de sang, la peau devient rouge, gonflée, chaude. C'est un phénomène naturel, courant, indispensable qui existe à l'intérieur de notre corps dès qu'il y a réparation.

1. « Il pleut des cordes ! », « Ne reste pas dans cette mélasse, tourne la page ! ».

**L'inflammation** est notre stratégie biologique naturelle de guérison. Le corps physique étant considéré comme la métaphore de notre corps émotionnel (à moins que cela ne soit l'inverse...), le phénomène naturel de guérison de notre corps (l'inflammation) est la métaphore du processus de guérison de nos émotions. On peut faire un parallèle entre l'inflammation biologique et l'inflammation psychologique.

| Inflammation physique | Inflammation psychique |
|---|---|
| **1.** Elle commence par un **apport** de nouveaux matériaux de construction et d'énergie qui se dirigent vers le lieu blessé, à réparer. Le corps va libérer dans le sang du glucose et des acides aminés. | **1.** Dans la guérison on peut dire qu'il y a un apport d'informations ou d'expériences. On est curieux, ouvert aux nouveautés. |
| **2.** Le corps libère rapidement des globules blancs dans le sang. Une des fonctions du globule blanc est de permettre la **distinction** du moi et du non-moi. | **2.** Dans la guérison il y a nécessité de se définir : « Je me **distingue** moi de l'autre. » Pour qu'il y ait guérison, je dois faire des globules blancs psychologiques, avoir la capacité de me différencier d'autrui puis de m'en protéger. |
| **3.** Dans le cas d'une maladie fonctionnelle, c'est-à-dire une panne (surdité, paralysie, etc.), quand survient la guérison, la fonction est débloquée. Il n'y a peu ou pas d'inflammation localement, et une inflammation au cerveau. | **3.** Le déblocage est un mouvement. Il est essenticl dans toutes les formes de guérison. Parce que la vie est associée au mouvement et la maladie à l'inertie, le chemin de guérison demande au patient de bouger en lui ses croyances, ses repères, ses habitudes... |

**h) L'accident : conflit-solution**

Voici un autre exemple de lien entre la réalité physique et émotionnelle : la fracture.

Dans notre expérience, lorsqu'une personne se fracture un os, cela peut être relié à un conflit spécifique :

- celui du principe de la fracture qui rompt la continuité (la fracture se définit comme une solution de continuité). L'intention biologique d'une fracture est souvent de rompre avec une situation ; cette rupture dure au moins le temps de réparation de la fracture, de la situation conflictuelle.

- celui de cette localisation osseuse. Ainsi par exemple si le siège de la fracture est le gril costal, cette localisation évoque un lien avec les dévalorisations affectives. Si le siège est dentaire cela évoque l'interdit de mordre. Si le siège est le col du fémur cela évoque l'obligation de céder, etc.

- celui de l'organe concerné par la lésion : tendon, cartilage, os...

- celui de la nature de la lésion : fracture, rupture, élongation, fêlure...

S'il s'agit d'une lésion de l'os, nous explorerons une dévalorisation dans la structure de l'individu. Si l'organe est le tendon, le Bio-choc peut être relié à un ressenti de dévalorisation dans le projet, (« Quoi que je fasse je n'y arriverai pas »). Si l'organe est le cartilage, le bio-choc concerne les dévalorisations dans le geste (« J'ai beau m'appliquer, faire tout mon possible, je n'arrive plus à coudre correctement »).

Exemple de lésion accidentelle : Sortant de chez elle, Me X. trébuche sur le trottoir et se tord la cheville. Elle se rendait dans une garçonnière afin d'y rejoindre son amant. Celui-ci, divorcé, est père d'une adolescente. Cette dernière ne veut pas de cette femme sous son toit. Le vécu de cette femme est : « Je suis obligée de prendre cette direction, d'aller dans cette garçonnière alors que je préférerais le rejoindre dans sa maison. »

Nous pouvons proposer un décodage particulier dans cette histoire : la fracture est une solution de continuité. L'adolescente ne veut pas se séparer de son père ; ce serait une fracture au sein de la famille. Et cette femme ne veut pas déchirer l'union entre cette jeune fille et son père, elle veut maintenir une continuité. Ou encore, c'est elle qui est séparée, qui ne peut vivre en continuité avec cet homme.

Ainsi nous pouvons nous poser la question suivante : lorsque les gens ne consolident pas ou lentement, lorsqu'ils réparent douloureusement leur squelette, peut-on en déduire que leur conflit n'est pas réglé, pas totalement réglé ?

Et lorsqu'ils consolident rapidement, doit-on en tirer une conclusion ? En effet, la plupart du temps, les fractures se consolident spontanément. Quelle déduction pouvons-nous envisager ? La fracture a apporté la solution, la solution est intervenue durant le temps de consolidation de la fracture. L'accident lui-même a pu être une solution à la situation conflictuelle. Ou pas de conflit... ?

L'accident serait à la fois le Conflit et la Solution de quelque chose. Il y a deux niveaux. À un certain niveau il devient par ses conséquences un conflit biologique alors que, à un autre niveau, il est la solution de la situation conflictuelle initiale.

Notre **hypothèse** est la suivante : chaque fois que nous avons un problème, nous avons en même temps la solution et, de plus, très souvent, la solution précède le problème !

Exemples :

« Je ne veux plus aller travailler, parce que j'ai un patron qui vient m'agresser les oreilles toutes les 20 minutes. Il me casse les pieds ». Nous sommes à un niveau plutôt psychologique dont la solution biologique est de se casser la jambe ou le pied si nous prenons le ressenti au pied de la lettre.

« Il est vécu en moi un ras-le-bol, une dévalorisation, l'impossibilité de continuer sur ce chemin-là. Ce n'est pas moi qui décide, ce n'est pas moi qui veux. Ce n'est pas le 'je' qui est initiateur, mais c'est vécu par moi, par ma mémoire, celle de mes ancêtres, comme un ras-le-bol. »[1]

1. La formulation est importante, fondamentale : « Il est vécu en moi..., il a été décidé en moi..., par mes mémoires » : par le ÇA.

En conséquence, quand il s'agit de se rendre au travail, apparaît un stress, puis sclérose en plaques, ou accident ou fracture, etc.

**✱ Exercice du diagnostic**

- Demander au patient de prendre contact avec la douleur, avec la partie douloureuse de son corps. Lui demander de la consoler.

- Nous remarquerons l'aspect physique de cet exercice car il est demandé de se toucher, de s'embrasser, de se dire que l'on s'aime.

- On peut demander d'accompagner ces gestes avec une chanson.

Le choix de la chanson donne des informations ; il n'est pas anodin. Une chanson fréquemment choisie est : « Au clair de la lune, mon ami Pierrot, prête-moi ta plume... ». Les paroles évoquent une douleur épouvantable : « Ma chandelle est morte, je n'ai plus de feu. Ouvre-moi la porte, etc. ». C'est d'une détresse terrible ! La chanson évoque souvent une situation d'isolement, de séparation. Parfois, nous pouvons suggérer de trouver une autre chanson, une autre ambiance.

Une patiente un jour a chanté une chanson de Jacques Brel : « Ne me quitte pas... » L'ambiance est très différente de celle de Charles Trenet : « Y a d'la joie ! ». Ensuite cette patiente a trouvé une autre chanson : « La danse des canards ». Elle a changé de stade. La chanson exprime une évolution du niveau intérieur. C'est un indicateur.

## D. Repères et références

*– Repère ou perdu : papa ! Amère ou merveilleuse : maman !*

Certains repères biologiques semblent constants.

« Deux fils vivant dans deux foyers différents, afin de s'installer dans la vie, se préparaient à demander de l'aide à leurs pères respectifs. Le premier père donna immédiatement 100 euros, et le second 100 000 euros. Le premier fils s'en offusqua et insulta son géniteur en lui assurant qu'il le voyait pour la dernière fois. Le second fils se confondit en remerciements, lui jurant de le bénir chaque jour que lui ferait vivre l'Éternel.

Pourtant chaque père avait donné tout son avoir à son fils unique. Le premier fort pauvre s'était démuni de tout son bien, tout comme le second, riche à souhait il est vrai. Ces deux pères, sans hésiter, avaient donné l'essentiel à leur héritier. D'ailleurs, ils avaient toujours agi ainsi par le passé. En effet, riche ou pauvre, chaque enfant, chaque ancien enfant a reçu le primordial, le minimum pour survivre, puisqu'il est biologiquement vivant à ce jour !

Mais dans cette histoire qui le comprit ? Aucun des deux fils ne le sut ! Un père seul, pleurait lorsque son fils maugréait stérilement. »

Pour assurer sa construction, un être, vierge d'antériorité, a besoin de référence. Les deux premiers référents les plus fréquents sont le géniteur et la génitrice. Si ce n'est pas le cas, ils (parents adoptifs, grands-parents, etc.) auront de toute façon valeur émotionnelle de mère et de père. Puis d'autres référents pourront suivre. Lorsque le père, la mère ou d'autres éléments fondamentaux de référence font défaut, la personne meurt réellement ou symboliquement, d'une mort affective, intellectuelle, physique, ou psychique. À l'évidence si une personne vient en thérapie, c'est qu'elle est vivante ! À l'évidence, elle a eu suffisamment d'éléments, de repères, même si ce ne sont que des miettes de référents (parfois même de façon très limite). Nous insistons sur cette évidence car certains sujets nient l'évidence, ils nient même le fait d'être en vie...

Un aspect de la thérapie est de permettre à la personne de devenir plus adulte. Pour la restructurer, on peut solliciter cette fonction naturelle par un procédé artificiel, en incluant ce qui lui a manqué.

Si une mère (ou un père) a été dangereuse, au lieu d'être protectrice, il ne suffit pas d'identifier cette mère ou ce père toxique et de les mettre à l'extérieur du sujet ; il est parfois utile de trouver quel a été déjà le référent maternel ou paternel inconscient du sujet qui lui a permis, malgré tout, de survivre, de se construire. Parmi les référents maternels ou paternels, nous pouvons citer : une grand-mère, un grand-père, une marraine, un parrain, une institutrice, un maître, une idole, une divinité, un fantasme...

### *1. La distorsion : on ne reçoit pas exactement ce qui est émis*

La distorsion amène son corollaire, le décalage entre le message émis et le message reçu. Le décalage, la souffrance, viennent du fait que l'information est émise de façon superficielle par les parents et est reçue de manière vitale par l'enfant.

Quand une mère dit à son enfant : « Tu m'agaces, j'en ai marre de toi, mais qu'est-ce que tu fais encore, pousse-toi donc... » C'est superficiel, c'est dit dans l'instant, oublié dans la minute. Pour l'enfant c'est profond, c'est entendu dans son éternité et jamais oublié. Il en fait souvent une généralisation, une vérité structurante inconsciente et indiscutable ; les résultats de cette généralisation seront variables. Question : Les parents et éducateurs élèvent-ils leurs enfants ou tentent-ils de faire du dressage ou du conditionnement inconscient et verrouillant ? La façon dont l'enfant reçoit puis répète les informations venues des comportements parentaux s'appelle la **modélisation**. Tout cela a une signification vitale pour l'enfant dans sa biologie. De même, les animaux apprennent tôt de nombreuses choses qu'ils utiliseront toute leur vie **sans les remettre en cause**. Pour eux, c'est un apprentissage vital. Devenus adultes, leurs parents ne seront plus là pour enseigner la chasse. Si l'enfant n'apprend pas pour la vie, il mourra dès qu'il sera livré à lui-même.

### *2. Le choc a un contexte*

Il nous semble que cette modélisation soit essentielle avant la puberté. Elle n'est peut-être possible qu'avant cet âge. Ensuite, l'information change de niveau...

Quand, par un travail de re-élaboration, on veut déprogrammer les drames vécus pendant l'enfance, il est utile de **remettre le patient dans le système familial** où il a reçu l'information.

L'intérêt de l'hypnose et de la régression en âge est le suivant : en plongeant le patient dans l'époque de son enfance, on lui permettra de retrouver les émotions et les sensations vécues, les situations subies au moment du choc et les croyances qui en ont découlé. C'est dans cet espace-temps que la thérapie a lieu ; c'est là que l'information change et redevient une information vitale... information vitale qui va être adaptée à aujourd'hui. Le patient retrouve la plasticité qu'il avait à ce moment-là.

Je pense qu'au niveau neuronal, l'information arrive là où elle doit arriver et peut agir, changer, réinitialiser. Si l'information demeure purement intellectuelle, il n'y aura pas de réorganisation de la psyché, donc pas de thérapie.

Par exemple, comment se fait-il qu'en disant– en hypnose – à une fille qui n'arrivait pas à développer son sein gauche : « Ton sein gauche va maintenant pouvoir grossir... », cela ait suffi pour qu'elle guérisse. Apparemment, je ne lui ai donné que la permission et son sein gauche a commencé à grossir. Et pourtant, son entourage et même son médecin  lui avaient dit : « Il se peut que ton sein se développe... » Cela n'avait rien changé. Il fallait s'adresser là où l'information a un caractère vital, une signification vitale[1].

Voici le cas d'une autre adolescente droitière qui se présente avec le sein droit moins développé que le gauche. C'est par le décodage et la prise de conscience qu'elle a guéri. Elle avait été agressée sexuellement ; il n'était plus question pour elle de materner, ou de prendre en charge un homme (pour cette raison cela concerna le sein droit ; le gauche étant dévolu à la relation mère/enfant).

Un troisième exemple est l'histoire d'une femme de 60 ans qui n'a pas du tout de poitrine. Elles sont six sœurs et voici l'histoire de la famille sous l'angle du Bio-décodage. Dès qu'une fille atteint l'âge de 12 ou de 13 ans, ses seins apparaissent, alors le père la met dans son lit et s'en sert comme objet sexuel. Dès que la suivante atteint l'âge de 12 ans, il change d'objet. Les cinq sœurs plus âgées ont vécu cela. Quand arrive le tour de la sixième, cette dernière trouve la solution : elle bloque l'évolution et la croissance de sa poitrine. Ainsi le père ne la voit pas comme une femme ; elle ne passera jamais dans son lit.

1. Il existe des niveaux de programmation : un intérêt vital dépasse un intérêt de l'instant – de même un intérêt pour l'espèce dépasse un intérêt pour l'individu.

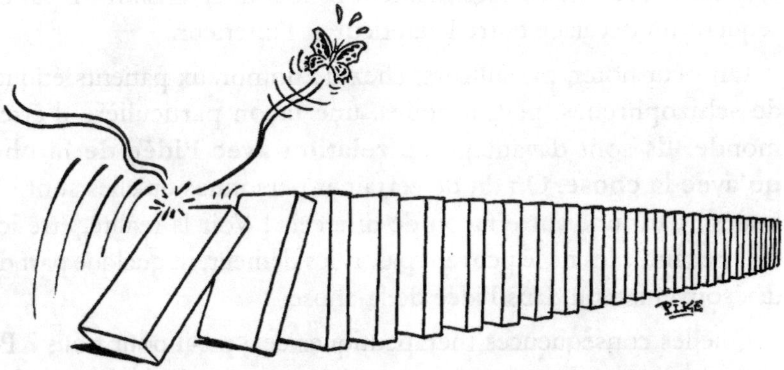

Cette compréhension rend cohérent ce symptôme. La cohérence est un aspect de ce que nous appelons le sens biologique

Le thérapeute dit : « Où est votre père maintenant ?

— Il est mort depuis 20 ans !

— Et bien maintenant les seins peuvent grossir, il n'y a plus de danger. »

C'est la permission qu'elle attendait et trois semaines plus tard, cette femme avait des seins. Elle avait les seins d'une fille de 16 ans, alors qu'elle en avait 60 ans. Quand le thérapeute lui a demandé : « Où est ton père ? », cela l'a mise tout de suite en régression. Cette régression lui a fait vivre une émotion. Elle a fait naturellement tout un parcours en disant « il est mort ».

De même, quand des morceaux de sucre sont posés côte à côte, le fait de leur donner une pichenette provoque une chute, ils tombent les uns après les autres.

### *3. Élaborer en présence d'un autre*

Les personnes atteintes de pathologie importante, comme la schizophrénie, ne parviennent pas à re-élaborer par rapport au présent. Elles sont figées dans le passé parce que ce qu'elles ont reçu dans le passé est complètement rigidifié. Elles n'évoluent plus. Toute expérience dans le présent est en référence au passé. Et bien sûr, ce qui aggrave le tout est qu'elles ignorent fonctionner ainsi. Il y a par conséquent un décalage entre l'extérieur et l'intérieur.

On peut noter, par ailleurs, chez de nombreux patients étiquetés de schizophrènes, psychotiques, une façon particulière d'être au monde. Ils sont davantage **en relation avec l'idée de la chose qu'avec la chose**. On dit de certaines personnes qu'elles sont cérébrales ; c'est une autre façon de dire cela ! Voir la réalité, être ici et maintenant, elles ne le peuvent pas. Elles demeurent quelque part dans des souvenirs, ou dans l'idée de la chose.

Quelles conséquences thérapeutiques cela a-t-il pour nous ? Pour nous, le diagnostic est toujours un élément recyclable dans la thérapeutique. Le fait de constater que le Bio-choc est toujours vécu dans l'isolement ouvre un critère de guérison qui est que guérir c'est partager, c'est être avec... Lorsque quelqu'un me demande s'il peut faire de la thérapie seul, tout seul, je lui demande de traiter avec quelqu'un la raison non consciente pour laquelle il veut se traiter seul.

À mon sens, l'autre est indispensable, un thérapeute ou un vis-à-vis qui permet de créer un espace entre la personne-souffrante et la personne-ressource, un espace où le changement est possible. Groddeck écrit *« mettre de la place »*, c'est-à-dire mettre un espace entre moi et moi. Le thérapeute permet cela. Sans cet espace-là, le changement est impossible. S'il n'y a pas de place dans la boîte, si elle est pleine à ras-bord, nous ne pouvons plus rien lui ajouter ! Soit il faut faire de la place dans la boîte, soit il faut utiliser ce qui se trouve dans la boîte d'une façon nouvelle. On appelle cela faire du ménage !

### *4. Fenêtres d'empreinte*

Tout ceci nous fait poser la question : qu'est-ce que le temps ? Où est le passé ?

Il existe un phénomène mental. On ne mentalise pas du tout avant d'avoir acquis le libre-arbitre, avant l'âge de 6 ans et on **mentalise** après la puberté. **Toute proposition avant l'âge de six ans devient vérité. Elle devient un présupposé évident, et pourtant...**

Pendant la puberté et l'adolescence, le cerveau fait un travail d'élaboration, de ré-élaboration. Il remet en question ses éducateurs, ses modèles – les relations parentales et tout le reste –, tout en conservant leurs messages, les apprentissages. Il garde certains acquis et n'en veut plus de nouveaux. À partir de ce moment, c'est un point de non-retour. Avant il gobait, modélisait ; après, il ne le fait plus. Si nous voulons changer quelque chose, il nous faut retourner à cet âge.

Pour cette raison, beaucoup de thérapeutes et de chercheurs affirment – S. Freud, K. Lorenz et d'autres – que tout ce qui a été inscrit durant les **fenêtres d'empreinte** de l'enfance est **irréversible**, indélébile. Pour nous, de par notre expérience, nous en arrivons à la conclusion inverse ! Ces auteurs ne connaissent pas les techniques telles que : le dialogue avec l'inconscient du passé, le '*réimprinting*'. Tant qu'ils n'ont pas l'outil pour accéder au passé, pour eux l'évidence est que nous ne pouvons pas changer nos empreintes ! Lorsque nous connaissons et utilisons avec efficacité ce type de techniques, immédiatement, nous pouvons changer d'évidence, de vérité, de croyance[1].

Spontanément, l'être humain va se structurer sur ses expériences infantiles, ses apprentissages. Après l'adolescence, le plus souvent, l'humain ne vivra que la confirmation de ses acquis, de ses croyances, à travers ses nouvelles expériences. Il va se bâtir là-dessus en oubliant la référence qu'il fait sans cesse à des expériences passées.

Par des exercices qui conduisent à de nouvelles expériences, nous pouvons voyager dans le temps[2]. Dans sa structure, le temps est en rapport avec la conscience et le mental ; le non-temps (l'intemporel) est en rapport avec l'inconscience et l'expérimental.

Pour beaucoup de gens, en fin de thérapie, le changement les amène à la métaphore suivante : « Vraiment, j'ai l'impression de renaître ». Quand on les regarde, c'est l'impression qu'ils donnent[3].

---

1. Ne nous croyez pas, faites l'expérience... il est possible que parfois... cela change.
2. Rappel : l'inconscient ne connaît pas le temps.
3. Curieusement en anatomie biologique la région de l'oreille associe le temps (ici en rapport avec l'audition) et l'oralité => c'est le temp-oral.

### *5. Le passé, quel passé ?*

Une thérapie peut durer des années car nous créons notre passé ; le passé n'existe pas, il n'existe plus. Il est en fonction d'aujourd'hui. Bien sûr le passé fut du présent, et seul le présent existe. Nous maintenons ce présent d'autrefois à chaque instant, à chaque souffle. C'est maintenant que nous le maintenons ! Lorsqu'en thérapie, nous retournant « dans le passé », nous continuons à être dans le présent mais nous changeons de niveau de conscience, nous explorons une autre couche de notre structure biologique. Il s'agit d'une couche déconnectée de nos 'mises à jour.'

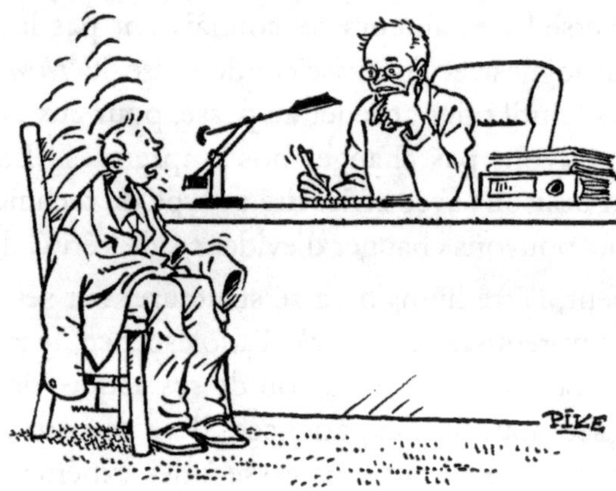


Ce qui donne le signe au thérapeute que le patient est arrivé au temps de l'enfance, à l'age du traumatisme, c'est bien entendu la **calibration**, c'est-à-dire l'observation de la personne : sa voix, sa posture... tout cela change : elle rajeunit, parle comme un enfant.

La problématique va nous permettre d'ouvrir une porte. En effet, l'émotion qui pose problème dans le présent veut me parler d'une strate du passé. Il est évident que lorsqu'une personne de 50 ans, dans une régression, s'exprime avec la voix d'un enfant de cinq ans, il s'agit d'une reconstruction d'une expérience passée. Mais, qui décide de cela en elle ? Ce n'est pas son conscient. Et comment cette histoire a-t-elle fait pour perdurer ? Comment l'inconscient s'y prend-il pour empêcher un ou deux seins de grossir, puis comment s'y prend-il ensuite pour rétablir son développement, afin qu'un jour ce développement soit normal ? A-t-il bloqué son ADN ? A-t-il fait une mutation génétique ? Pourquoi cela marche-t-il ? Pourquoi faut-il que quelqu'un donne une pichenette pour faire basculer l'interrupteur ? Comment fait-on basculer l'interrupteur ? C'est fascinant...

Le temps a passé... sauf pour la peau de ce vieillard abandonné lors de son entrée en 6e... à l'âge de 12 ans, là se figea son inconscient. Ce n'est qu'une information bloquée.

Cet aspect me fascine, me subjugue. C'est comme s'il y avait une partie de l'inconscient qui n'avait pas reçu l'information que l'école est finie. Comment est-ce possible qu'une partie de nous soit cloisonnée à ce point-là ? Mais à ce point-là ! J'ignore comment cela est possible, mais en tout cas, tout se passe comme si c'était comme ça. C'est comme ça 'tout le temps' et pour 'tout le monde'. Une partie de notre inconscient ignore que le temps passe, que la guerre est finie, que je n'ai plus six mois, qu'untel est parti, etc.

En se figeant, on se structure. C'est cela qui crée notre personnalité plus ou moins fixe et plus ou moins mouvante. Nous passons notre temps à figer des choses pour nous appuyer dessus, ou nous donner l'illusion de la stabilité. L'inconvénient, comme disent certains Éveillés, c'est qu'il n'y a rien ! « Est-ce que vous êtes sûrs qu'il y a un livre ? » Ces Éveillés répondent : « Non ! Il n'y a pas de livre ! C'est une illusion ! Dans vos yeux seulement il y a un livre ! »

À un certain niveau de conscience, il devient de plus en plus difficile de définir la réalité. Nous pouvons parler de l'expérience directe. Mais pour l'auditeur, en parler la fait disparaître derrière nos mots[1].

Exemple : Samedi dernier, je suis allé au cinéma voir un film d'horreur, film que je raconte à un ami. Le plus souvent si l'autre n'a pas vu ce film ou n'a jamais vu de film d'horreur, il ne connaît pas cette expérience, cette histoire n'évoque rien pour lui. Il observe

1. Je peux faire un tableau ou mettre des mots pour parler du bruit des vagues. Je peux en faire l'expérience directe par l'oreille, la peau, le nez, la langue, les yeux.

simplement mon mal-être. C'est comme raconter une histoire de fusée intergalactique à un Papou !

Jésus marchait sur l'eau. C'était la même réalité (les mêmes lois physiques) pour tout le monde, sauf pour lui qui marchait dessus. Lorsque Jésus est dérangé par le vent, il lui dit : « Calme-toi ! » et la tempête s'arrête. C'est tout de même étonnant ce rapport à la réalité. C'est au-delà des lois habituelles pour celui qui y croit bien sûr.

De même, en thérapie des gens font parfois des guérisons instantanées, guérisons qui sont au-delà des lois. C'est pourquoi nous préférons utiliser le terme de principe à celui de loi ; ce terme a un côté intransigeant qui ne correspond pas à notre expérience.

### *6. L'état adulte*

Les mécanismes de l'adulte ont été mis en place durant l'enfance ; l'adulte par l'âge et pas encore adulte dans son évolution continue inlassablement à employer cette structure, il est figé sur cette dernière. L'adulte peut choisir le comportement le plus adapté dans l'instant au monde extérieur en fonction de ses apprentissages. Bien sûr il peut créer de nouveaux apprentissages. Il nous apparaît que beaucoup de gens adultes continuent de réagir en fonction de leurs apprentissages précoces sans pouvoir envisager d'en créer de nouveaux. Par conséquent ils demeurent des enfants ! Les gens devenus adultes, sont rares ; ne sont-ils que quelques milliers, voire quelques centaines ? – je l'ignore !

L'état Enfant et l'état Adulte s'entendent dans le sens suivant :

ENFANT : « Je suis l'autre que je suis (le modèle, le référent, papa, maman, l'instituteur, etc.) ; je n'ai pas pris l'indépendance totale par rapport à... ; je suis existant de l'identité de l'autre. Mon centre est à l'extérieur de moi. » En parlant, les phrases commencent par : « il, l'autre, on... ». L'enfant paradoxalement croît en devenant l'autre, croit ce que l'autre lui dit de faire, ou de ne pas faire ; il imite l'autre, et devient ses limites, il le modélise, le copie, s'identifie à lui, puis le satisfait.

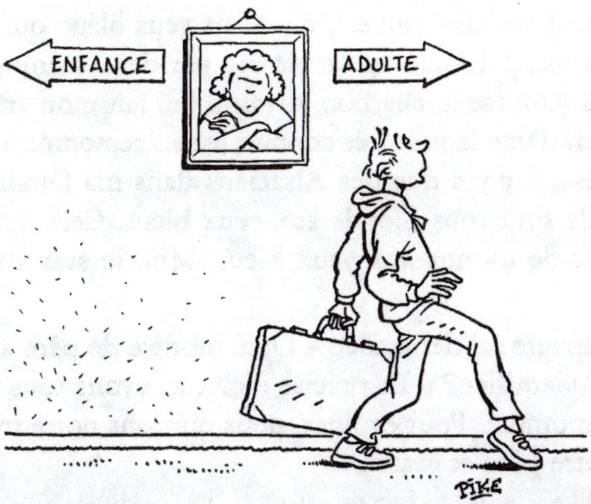


ADULTE : « Je suis existant de mon identité propre. Mon centre est à l'intérieur de moi ». En parlant les phrases commencent par : « je ». « J'ai le père en moi, je suis ma propre référence. Je connais la limite que je peux atteindre ; je peux même envisager de dépasser cette limite et explorer l'inconnu ».

Ce passage de l'enfant à l'adulte, est l'accès non plus à une référence préférentiellement externe, mais à une référence de plus en plus interne.

Il s'agit de devenir sa propre référence, sans pour autant être enfermé et paranoïaque. C'est-à-dire que : « J'ai conscience de mon opinion, de mon identité et je suis en contact avec cela ; j'en ai la permission, je suis protégé ; je ne suis pas en danger si je suis moi-même et je suis bien avec moi-même ; dans l'instant je suis aimé, je ne suis pas assassiné. Je ne suis ni séparé, ni agressé ; je suis moi-même. Je suis bien avec moi-même. »

Ce passage d'une référence externe à une référence interne, de l'enfant à l'adulte, cet instant de présence à soi, est soit progressif soit instantané. Il constitue une véritable prise d'autonomie.

Exemple : Voici une femme qui croit ne pas avoir eu de référent père, de modèle de père. Pourtant elle l'a eue, d'une façon peu commune... :

C'est une dame alsacienne, blonde aux yeux bleus, qui s'interroge : « Dans ma vie, j'ai toujours été attirée par des hommes noirs, vraiment noirs (comme le charbon lorrain). J'ai fait mon arbre généalogique, je suis d'une famille très connue, je suis remontée jusqu'en 1600 et quelques... il n'y a que des Alsaciens dans ma famille, dans mes ancêtres. Ils sont tous blonds aux yeux bleus. Cela fait plus de 10 générations de blonds aux yeux bleus. Moi, je suis attirée par les Noirs ».

Le thérapeute lui demande : « Quel modèle de père avez-vous eu pour vous identifier ? » Et précise : « Nous avons tous besoin d'un père à un moment. Pour évoluer, nous quittons notre mère pour aller vers notre père et grandir.

— Mon père je l'avais ! Mais il était absent, il ne s'occupait pas de nous.

— Qui avez-vous pris comme modèle de père ? Un fantasme, le curé, etc. Quand avez-vous rencontré un homme réellement ou dans l'imaginaire qui aurait pu vous servir de père ?

Elle réfléchit et dit :

— J'avais 7 ou 8 ans, ma mère étant opérée décida de me confier à son père. Mon grand-père maternel était veuf et vivait seul. Il me faisait à manger et au bout de quelques jours, il rechercha ses souvenirs d'enfant. Il me dit : « Je crois que les petites filles aiment bien les 4 heures ». Il devint un grand-père gâteau et dit ensuite : « Je crois que les petites filles aiment bien les histoires ». Il rechercha des histoires pour enfants et ne trouva que celle-ci :

« Dans les années 30, j'étais ingénieur des Eaux et Forêts. Je suis parti en Afrique Noire pour travailler dans une exploitation forestière. À cette époque, en cet endroit, il n'y avait pas de radio, il n'y avait pas de télévision. Tous les soirs, les Africains faisaient la veillée après avoir mangé, ils racontaient des histoires. Les histoires étaient toujours du même type : c'était l'histoire d'un petit lutin très joueur. Ce lutin s'appelait Dialo. Il faisait des blagues. C'était : Dialo joue avec les noix de coco, Dialo joue avec les singes, Dialo a pris le repas du voisin... Dans chaque aventure, ce petit lutin était très espiègle. »

Le thérapeute se rend compte que la dame a pris comme modèle paternel ce petit lutin noir qui représente pour elle l'idéal masculin. Il propose cette hypothèse à la dame.

À la fin de la séance, cette femme dit : « Vous avez raison et je vais vous dire pourquoi. Je suis enceinte de mon mari, et mon mari joue toute la journée. Il est gardien de l'équipe de football de la ville de X et il est noir ».

Cette femme avait pris ce petit Dialo comme référent de père, un lutin qui n'a existé que par l'entremise de son grand-père.

Nous pouvons nous identifier à un être imaginaire de façon positive ou négative ; ce principe peut servir en thérapie.

### 7. Âge de conception de soi-même

Afin de définir cet instant de transformation, ce passage entre l'enfance et l'adulte, Marc Fréchet[1] a décrit l'âge d'autonomie[2] qu'il définissait ainsi :

À la naissance nous quittons l'enceinte maternelle. Ensuite nous faisons nos expériences tout en étant dépendant de nos parents, financièrement entre autre. Puis, à un âge propre à chacun, nous nous

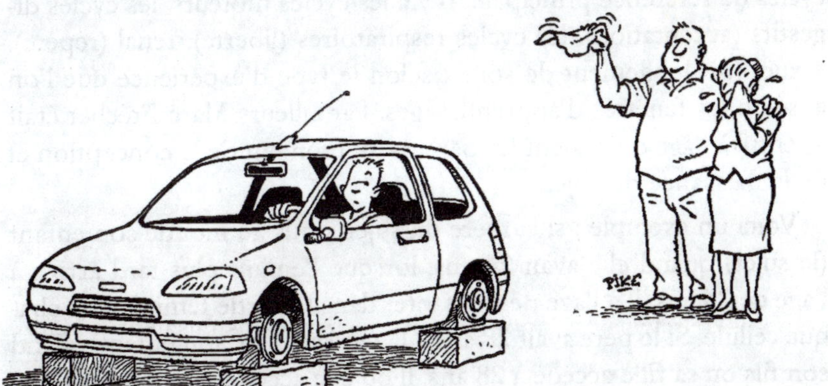


1. Qui n'a écrit aucun livre mais qui est abondamment cité par des auteurs comme S. Sellam, H. et M. Scala.

2. Cf. *Mon corps pour me guérir.*

envolons du nid, nous les quittons[1] car nous sommes capables de nous suffire à nous-même sur le plan financier et alimentaire. Nous quittons l'enceinte familiale, c'est l'âge d'autonomie.

Mais il est possible, comme il y a l'âge d'autonomie, qu'il y ait dans nos cycles biologiques mémorisés, d'autres âges de référence, d'indépendance, qui deviendront importants dans nos cycles futurs. Il existe de nombreuses formes possibles d'autonomie et de croissance, dans les domaines variés tels que se passer de l'argent de poche des parents par un emploi par exemple, se faire à manger seul, avoir son premier rapport sexuel...

L'âge d'autonomie, c'est le moment où je pars de la maison, capable de chasser seul le mammouth, disait Marc Fréchet. Dans ses références, Marc était très moteur. Mais il est possible pour quelqu'un de moins moteur que lui, que l'âge d'autonomie soit le premier coup de foudre, le moment où je suis conscient de mon être et où je passe de exister – vivre à l'extérieur de soi – à être – vivre à l'intérieur de soi.

Cela revient à dire qu'il y a des cycles moteurs, des cycles psychologiques émotionnels ; je peux envisager des cycles pour chaque fonction. Les cycles de Marc Fréchet restent corrects si les gens sont en cycle moteur. Parfois cela fonctionne moins bien car ils ont d'autres cycles de référence principale. Il y a les cycles moteurs, les cycles digestifs (acceptation), les cycles respiratoires (liberté), rénal (repère), sexuel (prolongement de soi)..., selon le type d'expérience que l'on a, selon les fenêtres d'apprentissages. Par ailleurs Marc Fréchet était attentif à l'âge qu'avaient les parents au moment de la conception et de la naissance du sujet.

Voici un exemple : si la mère du sujet a mis au monde son enfant (le sujet) quand elle avait 24 ans, lorsque l'enfant plus tard arrive à l'âge de 24 ans, il a l'âge de s'enfanter dans la partie féminine de chaque cellule. Si le père avait 28 ans à la naissance de son enfant, quand son fils ou sa fille accède à 28 ans, il ou elle accède à cette possibilité de s'enfanter lui-même dans sa partie masculine.

1. De gré ou de force selon les cas.

C'est un moment de concrétisation qui peut être important : changement professionnel, création soit d'un couple ou d'un enfant, d'une entreprise, achat d'une maison, etc. C'est là une proposition cyclique.

**✱ Protocole thérapeutique**

Un sage a dit : *« Il n'est jamais trop tard pour avoir une enfance heureuse »*.

Dans l'espace '*réparation*' de ce garage thérapeutique, nous pouvons envisager une ébauche de protocole :

- mettre le problème à l'extérieur, par la parole, par des dessins ou par tout autre création ;
- recadrer l'expérience, c'est-à-dire lui donner un autre sens[1] ;
- mettre à l'intérieur de la personne, à la place de cette absence de mère ou de père, une référence maternelle ou paternelle positive, référence constructive choisie par le patient ;
- faire grandir le patient avec cette nouvelle ressource ;
- si la personne avait eu cette mère ou ce père, comment se sentirait-elle maintenant, comment serait-elle en train de se sentir ?

Grâce à cette expérience, la personne va ainsi se reconstruire avec cette référence de mère, de père, consciemment, et pouvoir ensuite passer d'une étape à l'autre, jusqu'au moment de l'adolescence, étape durant laquelle le futur adulte envoie plus ou moins bouler tout cela.

Ensuite vient la période de l'autonomie. Elle est possible parce que le sujet a rejeté le référent. **Mais il ne peut rejeter le référent que s'il en a eu un**. En son absence, il reste dans cette attente de la chose qu'il rejettera plus tard. Ainsi, je ne peux m'opposer à un mur que s'il y a un mur ; je ne peux rebondir sur le plongeoir que s'il y a un plongeoir ; je ne peux quitter le starting-block que s'il y a un starting-block[2].

---

1. Si possible positif.

2. « Je remercie ceux qui ont commis des erreurs car ces erreurs m'ont permis de m'appuyer dessus pour aller vers plus de justesse... Si vous découvrez des erreurs réjouissez-vous et dépassez-moi ! Merci par avance, vous avez ma bénédiction ! »

### *8. Le recadrage de sens*

Un autre volet dans l'accordéon thérapeutique est le recadrage de sens.

Une fois que l'événement (qui est le premier soufflet) est mis à l'extérieur, qu'il est exprimé, conscientisé, dissocié de la personne, nous pouvons l'envisager en polarité. Passer du négatif au positif, passer d'un extrême à l'autre. Ce qui est devenu **le drame de sa vie, devient la chance, le bonheur de sa vie.** C'est un recadrage de sens. Nous pouvons passer du cadre de l'individu au cadre de l'espèce, du cadre de l'instant de vie au cadre de la Vie.

Un événement dramatique recadré devient l'origine de la vie, le bonheur de la vie, le bonheur d'exister. Ce recadrage de sens est un recadrage de croyance : ce que je prenais pour un drame est devenu l'origine de la vie de la famille par exemple.

Ceci correspond à passer d'un pôle à l'autre pôle. Les étapes suivantes peuvent être envisagées :

1. Vivre un pôle.
2. Vivre l'autre pôle (son contraire).
3. Vivre au-delà de ces deux pôles (ni l'un ni l'autre ou l'un et l'autre à la fois).

Dans cette structure, les étapes 1 et 2 sont une dissociation, l'étape 3 constitue un retour à l'unité. Dans l'exemple de M. Viola, cela correspond à :

1. C'est un drame.
2. C'est la chance de ma vie.
3. C'est ainsi.

#### a) Une distance qui rapproche

Se dissocier de soi équivaut à un autre type de relation à soi-même. En quelque sorte, c'est se percevoir comme étant à l'extérieur de soi-même, être à la fois acteur et spectateur. La présence d'un thérapeute ou d'un ami qui reformule tout ce que nous exprimons permet de nous dissocier de notre propre problème. C'est comme si nous nous découvrions nous-même, comme si nous nous rencontrions dans le discours de l'autre. Cela est possible dans le mystère de la relation.

Prenons un exemple simple de chimie. L'hydrogène a ses caractéristiques, l'oxygène les siennes. Une fois ensemble, la nouvelle molécule, l'eau, va exprimer des caractéristiques radicalement nouvelles. C'est le mystère de la relation. Dès que deux ou trois personnes sont ensemble, se crée un espace où tout est possible, ou rien n'est prévisible ni par l'un, ni par l'autre. C'est le changement de niveau[1].

**b) Croyance ou croissance**

Dans l'exemple de M. Viola, sa croyance est que le viol est mauvais ; nous pouvons lui dire que ce viol, dans le cadre de la biologie est bon, puisque il transmet la vie. C'est vraiment un changement de croyance, n'est-ce pas ?

Si l'on ne passe pas par l'étape de la croyance, y a-t-il vraiment thérapie ? Dès qu'il y a une maladie physique, nous sommes obligés de changer une croyance, sinon à notre sens, il n'y a pas véritablement thérapie.

Pour M. Viola ce recadrage n'a eu aucun impact, il est resté complètement bloqué sur le plan émotionnel. Pour lui, ce serait trahir sa grand-mère s'il acceptait de ne plus souffrir de ce qui s'est passé. Il y a là un verrouillage par la loyauté que l'on croit devoir à sa famille. La formulation de la croyance consciente ou inconsciente pourrait être dans cet exemple la formule suivante : « Mes ancêtres se retourneraient dans leur tombe si... ».

Autre exemple : Madame X a deux filles qui se disputent... Elles travaillaient ensemble, se sont fâchées et ne se voient plus. Cet événement extérieur entre en dissonance avec l'événement intérieur de la maman qui est la croyance suivante : « Quand on est une bonne

1. Voir aussi la notion d'egrégore.

mère, les enfants s'entendent forcement bien entre eux. Donc, si mes filles ne s'entendent pas, c'est que j'ai été une mauvaise mère. » Elle s'est identifiée à son rôle de mère, à sa mission de mère. Elle s'est limitée au résultat. On pourrait dire qu'elle est centrée sur le résultat de l'expérience sans envisager l'expérience elle-même. À un autre niveau, la question est : que peut lui apporter cette expérience ?

Elle est limitée par sa croyance. La thérapie peut consister à élargir le cadre. Par exemple, lorsqu'on est vraiment une bonne mère, on donne toute liberté à ses enfants, comme par exemple, la liberté de se disputer. C'est un recadrage de sens qui respecte les croyances du sujet en les élargissant, en lui permettant de retrouver un confort interne avec les mêmes critères et d'explorer d'autres façons d'être au monde.

Une fois que l'événement dramatique (transgénérationnel ou personnel) est à l'extérieur, nous pouvons percevoir combien il a été bon, utile, indispensable, vital, pour notre présence sur terre. Cela peut faire basculer d'une polarité à l'autre.

Nous constatons ainsi l'impact qu'a sur nous la position d'observateur. Vous pouvez devenir metteur en scène ou auteur ou décorateur du spectacle de la vie au lieu de vous limiter au rôle d'acteur !

**Exemple de croyance socioculturelle**

Un conflit propre à l'humain est le conflit d'esthétique : « C'est beau, ce n'est pas beau ». L'animal n'a pas de conflit d'esthétique. Quand un cheval monte une jument, peu lui importe si elle est belle ou pas, il cherche la qualité de la jument. Pour l'animal le beau c'est la bonne santé. Lorsque un oiseau, une femelle, va se reproduire, elle choisit l'oiseau mâle qui a les plus belles plumes, ce qui veut dire qu'il est résistant aux parasites et aux insectes. C'est sa qualité biologique qui est intéressante. Donc esthétique = bonne santé ou bonne résistance.

Actuellement, être mince, être maigre est qualificatif de beauté ; cette croyance n'implique pas du tout la bonne santé. C'est même plutôt l'inverse. Dans l'inconscient collectif, jusqu'aux années 1950, on s'était rendu compte que les gens qui étaient gros avaient peu ou pas la tuberculose. Il fallait être gros et gras, alors que le maigre était celui qui avait potentiellement la tuberculose ou une maladie. Il n'avait pas les moyens de se nourrir. Il y a là une discordance entre le programme biologique et le programme social ou culturel.

**La leçon de la vie** : Nous pouvons trouver en chaque situation un côté positif. Cette transformation libère son propriétaire de quelque chose qui lui permet de changer de niveau, de grandir. C'est le changement de point de vue.

**Points de vue**

Sur 100 points de vue différents, il y a autant d'impacts, autant de conclusions différentes.

- Je peux vivre un événement de ma position personnelle, du point de vue de l'intéressé.
- Je peux le vivre du point de vue de ma famille.
- Je peux le vivre du point de vue de mes ancêtres humains.
- Je peux le vivre du point de vue de mes ancêtres pré-humains.
- Je peux le vivre du point de vue de la Vie.

Et le sens donné à l'événement n'est pas le même.

- À l'échelon de l'individu, la sensation consécutive à l'expérience peut être agréable ou désagréable.
- À l'échelon de la famille, et de mes ancêtres pré-humains : utile ou inutile.
- À l'échelon de la vie, elle peut être bénéfique ou maléfique.

Certains seront amenés à envisager l'expérience en référence au divin, au sacré.

Pour le moment M. Viola vit cet événement – le viol de la grand-mère – comme un drame. Mais en fait, ce n'est pas un problème objectif, c'est un problème subjectif. Quel est le conflit caché ?

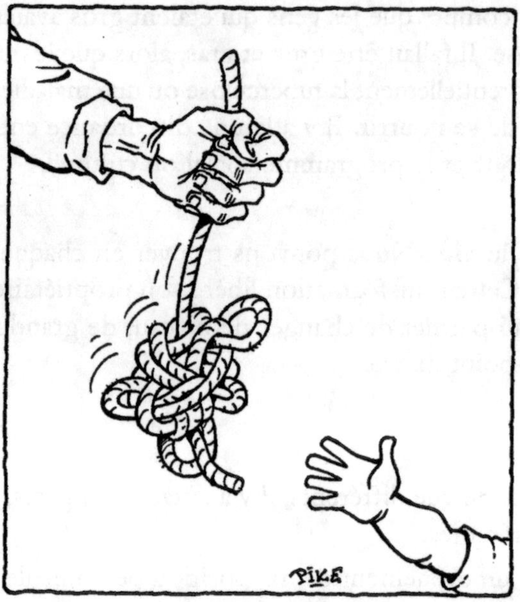


Sa grand-mère a transmis la souffrance à sa propre fille en disant : « Quel horrible viol, etc. » La fille reprend la souffrance. Le petit-fils reprend la charge de régler le conflit qui n'est pas le sien. Les parents transmettent à leurs enfants les expériences qu'ils ont faites et celles qui leur ont été transmises ainsi que les déductions qui y sont reliées. Le plus souvent cela se fait de façon inconsciente, involontaire.

C'est comme si je disais à mes enfants : « La vie est comme un jeu ; je vous l'offre ! C'est important pour moi que vous pratiquiez ce jeu. Seulement je ne peux pas vous en donner toutes les règles, toutes les stratégies, ni tous les buts... »

Le passage d'une position de violeur à celui de violé, ou de violé à violeur, ne résout rien. Il en est de même de celui de bourreau à coupable, de victime à sauveur, de patient à thérapeute, etc. La thérapie consiste à **changer de niveau, de cadre, de sens...**

Alors comment guérir, aider à guérir cette fidélité familiale ?

Le sujet est-il prêt à découvrir, puis à renoncer aux bénéfices (réels ou supposés) apportés par cette fidélité familiale ?

Assez souvent, nous trouverons une croyance qui le rend dépendant de ces bénéfices. Ce qui amène à la question suivante :

Le sujet est-il maintenant prêt à renoncer à cette croyance ?

Voici l'exemple d'un point de vue ouvrant :

*Le Bio-choc est le Koan*[1]

*Où est le trésor, or véritable et inouï ?*
*Où est l'élan, le socle de la vie ?*
*Ici et maintenant dans l'inédit, l'inattendu,*
*Dans l'impensable le soudain l'incroyable l'imprévu,*
*Dans la rupture en nos âmes entre l'amour et la source.*[2]

*Dans le Bio-choc, dans ce drame où nous sommes parfois bloqués*
*Se trouve un mystère qui se trame, émerveillement avorté,*
*Instant d'éveil refusé, instant arrêté dans sa course.*

*Tout se joue au moment de surprise, d'égarement,*
*Une question qui dérange, un aspect renversant,*
*C'est l'instant d'afficher le talent*
*Qui peut ultérieurement nous libérer : c'est tentant !*

La rupture peut être entre âme et amour, entre amour et source, ou par absence d'amour.

1. Moment initiatique d'éveil proposé de manière imprévue et saisissante par un maître à son disciple qu'il juge prêt pour devenir à son tour un maître. Parfois le Bio-choc reste non résolu ou tourne mal.

2. « Le siège de la rupture...... Ame...... Amour...... Source »

### *9. Identité ou identification ?*

Les bénéfices sont souvent organisés autour d'une confusion d'identité.

#### a) Suis-je un code génétique ?

Nous pouvons maintenant nous demander comment distinguer identité et identification ? De nombreuses personnes sont dépendantes, voire identifiées à la relation. Quelle perception de soi, quelle conscience de soi demeure en l'absence de relation ? Pourtant, que nous soyons seuls ou accompagnés, notre code génétique est identique, toujours le même. Que je me promène en forêt, que je sois dans un restaurant, au milieu d'une foule ou seul sous ma douche, il n'y a que moi qui puisse être moi ! Mais en ai-je la même conscience ? Cela est moins sûr ! Et si j'en suis conscient, de quelle petite partie de moi seulement ?

La conscience est une chose. L'identité en est une autre.

Apparemment, mon code génétique est le même en toute situation[1]. Mais si je me perds dans la jungle et que des lions s'approchent de moi, mon code génétique va répondre par rapport à ces lions. Mon code génétique, son essence, sa qualité, est une potentialité qui ne peut pas s'exprimer sans l'autre, sans l'extérieur.

Et votre code génétique n'est pas le mien ! Moi j'aurai peut-être une réaction aux lions différente de la vôtre. J'ai une identité différente de vous, qui va me permettre une relation différente.

Chacun a son code génétique. Mais l'identité va un peu plus loin que ça.

#### b) Définitions

***Identité***[2] *: La racine de ce mot est « idem » qui signifie le même. C'est le caractère de ce qui est identique.* ***1.*** *Caractère de deux objets de pensée*

---

1. Voir page 152.

2. Définition du Petit Robert.

*identique : identité qualitative ou spécifique (voir : Similitude). Par exemple : « Les profondes identités d'esprit, les ressemblances fraternelles de pensée ».* **2.** *Caractère de ce qui est un.* **3.** *En psychologie : caractère de ce qui demeure identique à soi-même (voir : Permanence).*

**Identification**[1] *: vient d'« identifier ». En psychologie, processus par lequel un individu confond ce qui arrive à un autre, avec ce qui lui arrive à lui-même.*

Ce qui est notable dans l'identification c'est la *confusion*. L'identification peut avoir des conséquences défavorables ou favorables. Défavorablement je suis mon ancêtre, ses conflits en suspens et ses limites. Favorablement je peux être ses qualités ou même être un héros de conte, de mythe ou d'autres histoires métaphoriques.

D'où l'intérêt des contes qui permettent de s'identifier, de se confondre avec un sujet, une situation et d'en contacter les ressources.

### c) La relation crée notre conscience d'être

Ce qui nous amène à la notion de confiance en soi. Le manque de confiance en soi peut nous faire glisser de la conscience d'être, au besoin de nous identifier.

Certains auteurs érigent en loi : « *Tout comportement dysfonc-tionnel est causé par une image de soi, une confiance en soi qui est bancale* ».

La confiance en soi est liée à la conscience d'être soi.

Par exemple, le patient atteint de la maladie d'Alzheimer a oublié toutes les relations qu'il a eues. Si l'on enlève du cerveau toutes les expériences relationnelles, petit à petit, il arrive un moment où l'on ne peut plus se reconnaître. C'est comme les vitamines, elles semblent indispensables, on ne peut s'en passer ! Imaginons qu'un patient oublie énormément de souvenirs jusqu'à un point où il ne peut plus dire : « *moi* » ou « *c'est moi* ». Il peut encore parler, ce qui tend à prouver que des apprentissages liés à l'âge de deux ans perdurent[2]. Il n'efface pas complètement tout, sinon il serait dans un coma végétatif.

1. Définition du Petit Robert.

2. Deux ans est l'âge de l'apprentissage de la parole.

En résumé, le thérapeute se retrouve très souvent en présence de femmes et d'hommes qui ont :

- des problèmes de relation : avec eux, avec les autres ;

- des problèmes d'identité : Qui suis-je ? Qui ne suis-je pas ? Et qui suis-je pour l'autre ?

- des lectures de pensées massives, des interprétations relatives au comportement de leur entourage ; des états de victimisation vis-à-vis des autres.

**d) Demande d'approbation**

*Comment s'est créé qui je suis lorsqu'on se redéfinit à chaque instant ?*

Il y a quelque chose de paradoxal : la relation est indispensable, et la relation est limitante. Qui dit relation, dit séparation avec soi ! J'ai besoin de l'autre pour savoir qui je suis, ce que je suis, jusqu'où je peux aller, et ne pas aller !

La séparation est limitante et pourtant au niveau intrapsychique, elle est d'une importance capitale, vitale. Une personne ne peut se découvrir que si on limite son espace. Sinon, l'enfant par exemple se croit être le tout[1].

Petit à petit, la personne met des limites, pour dire : « Ça c'est toi, ça c'est moi ; c'est ta pensée, c'est ma pensée. »

Le psychotique ou l'autiste n'arrive pas à définir son espace frontière. Il n'a pas été limité. Et ça c'est gravissime au niveau du développement de l'enfant. C'est un des rôles importants du père de poser des limites. Presque toutes les questions relatives aux limites, à l'identité, à l'identification, se jouent en famille. Dans la thérapie familiale, chaque fois que l'enfant est en relation, il va donner une définition de lui-même ; cela constitue un des piliers de la thérapie.

C'est comme si l'enfant demandait à son père : « Papa, je voudrais que tu me définisses, que tu me reconnaisses comme quelqu'un qui est capable ». Si le père va dans le sens de la définition positive

1. Voir l'illusion de la toute puissance enfantine décrite par Jacques Salomé.

demandée par l'enfant, l'enfant peut se reconnaître et prendre confiance en lui. S'il la discrédite, s'il disqualifie l'enfant, ce dernier ne peut plus se construire harmonieusement. Si le parent est dans le discrédit et la disqualification et ne propose pas à l'enfant une autre définition de lui, alors là, c'est la confusion et la pathologie.

Lorsque l'autre, mon père ou le référent, me dit : « Oui, tu es quelqu'un de bien », il ne parle pas de moi, mais de lui ! Cela est paradoxal.

Je suis rassuré, heureux, j'existe parce que quelqu'un d'autre m'a dit que j'avais les cheveux roux, une grande barbe et un petit nez. Je suis content ; et pourtant il ne s'agit pas de moi. Je suis brun, imberbe avec un grand nez.

Cela est à la fois heureux et malheureux. Parce que si moi, en tant que papa, j'ai une image de mon fils qui est extrêmement positive, il va tendre vers ce positif. Donc il est utile qu'il dépasse ce qui est apparent.

Et que l'image proposée par le référent soit positive ou négative. Je suis abasourdi par le pouvoir que l'individu donne au propos de l'autre, à la parole et à la pensée de l'autre. C'est un pouvoir en termes, non pas de comportement, mais vraiment d'identité.

Lorsque l'autre évalue mes actes, mes objets, je me sens et me crois évalué en terme d'identité[1]. Au début de l'enfance, l'impact est maximum. Parfois cet impact dure toute une vie, comme par exemple les gens qui sont dans la culpabilité toute la vie. En effet certaines personnes ont des attentes d'approbation toute la vie. Ils deviennent des patients chroniques qui vivent une grande partie de leur vie en thérapie. Ils sont dans la dépendance.

Nous reconnaissons qu'il y a quelque chose de vraiment excessif, appuyé sur quelque chose de nécessaire. Comme un cancer du foie est excessif, appuyé sur quelque chose de nécessaire qui est de stocker de l'énergie : le glycogène. C'est là où je trouve limitant cette

1. Quand on me qualifie par la phrase : « Vous êtes thérapeute ! » je réponds non, je ne suis pas une profession : je suis... je suis en devenir !

attente d'approbation de l'autre. Je l'entends chez l'enfant, mais je la trouve très limitante. Ce que les autres pensent de nous, pff !!!!! Le vivre en terme d'identité, en tous les cas, est très limitant. Je parle bien en terme d'identité.

C'est limitant pour le reste de notre vie, de l'adolescence à l'âge de la sagesse. Avant l'adolescence c'est nécessaire, après l'adolescence et à l'âge adulte c'est limitant.

Pour nous, la persistance de cette identification, de cette confusion est un signe de non-maturation, d'infantilisme. Notre dépendance biologique par contre est normale, nous avons besoin les uns des autres pour survivre, pour que l'espèce survive. Certains envoient balader leurs parents, rejettent tout le monde ; ils veulent vivre seuls et se retrouvent clochards ! Nous avons des besoins vitaux relationnels !

**En résumé** : Au début, l'identité est liée à l'ADN, c'est l'information première. Tout est dans cette information, même la mémoire ancestrale...

Ensuite, on se développe, on évolue, et on peut prendre des milliards de chemins différents. Il est possible d'activer certains programmes et pas d'autres. Je pense que l'ADN n'est que la phase matérielle de la chose. Il y a une phase immatérielle.

L'incarnation est la matérialisation de quelque chose. L'ADN, les chromosomes peuvent changer[1]. Quand les gens ont une maladie génétique et qu'ils la guérissent, ils ont changé leurs chromosomes. L'ADN a la capacité de changer, même faiblement. Il est l'expression d'un autre niveau.

Si l'on changeait trop facilement, on serait trop labile. C'est la raison pour laquelle nous ne pouvons changer que quelques parties de l'ADN, quelques séquences. Chaque fois que nous passons en maladie puis en guérison, nous changeons quelque séquences de notre ADN. Il n'est pas totalement fixé. Il a une petite labilité potentielle.

---

1. Dans notre expérience, l'ADN est capable de certains changements, il n'est pas immuable.

C'est-à-dire que je ne crois pas envisageable de devenir un singe, un mouton, d'aller jusque là. Mais nous pouvons changer. Il est possible d'aller au-delà de la matière, matière qui est l'expression, la matérialisation de quelque chose qui est en amont. Ce quelque chose en amont constitue le projet, son expression est instantanée (cf. projet-sens).

**e) Qui suis-je ?**

*– Un rôle, une relation, une addition ou une conscience pure ?*

Dans le cas de M. Viola, cet homme vit-il sa vie ou celle de sa grand-mère ? Est-il lui ou sa grand-mère ? Il y a là confusion entre la vie de deux personnes. C'est comme si **l'identification prenait le pas sur l'identité.**

On peut se poser la question : « Est-ce que je suis moi, ou est-ce que je suis la vie de mon père, de ma mère, d'autres ancêtres à travers moi ? ».

Chaque comportement, maladie, expression de la vie, nous relie à l'Histoire de la Vie (personnelle, familiale, etc.) et nous enrichissons cette Histoire par nos expériences.

Lorsqu'une nouvelle expérience apparaît, si elle est marquante pour la vie, je peux l'incorporer à mon patrimoine. Je suis un conglomérat, un agrégat des différentes expériences et acquisitions de la vie agglutinées entre elles depuis le début de la Vie.

Est-ce que je suis le conglomérat ? Ou est-ce que je suis celui qui est conscient d'être le conglomérat ?

Est-ce que l'expérience s'incorpore à ma vie ou est-ce ma vie qui s'incorpore, s'adapte à l'expérience ?

Identification = parcellaire

Identité = entièreté

**La métaphore de la forme sans nom**

Dans une mare, apparaît une forme qu'il m'est difficile de nommer. C'est une masse boueuse, d'environ deux mètres. Elle sort de la vase. Une fois sèche, elle se secoue. L'être a une tête avec un bec, sa bouche est bordée de dents brillantes. Il a deux ailes et des membres inférieurs fort musclés. Il se demande : « Qui suis-je ? »

Il rencontre un aigle et lui demande de l'aider. L'aigle lui demande de répondre à cette question :

« As-tu des ailes ?

— Oui, répond l'être !

— Peux-tu manger ces graines ?

— Oui », confirme l'être !

Finalement l'aigle lui dit : « Alors tu es un oiseau ».

L'être le remercie avec un sourire faisant apparaître ses dents éclatantes. Il reprend son chemin, et croise un chamois qui saute. Il demande au chamois de l'aider. Le chamois lui pose une question :

« Peux-tu sauter avec moi ?

— Oui », reprend l'être qui se met à sauter !

Le chamois lui apprend alors : « Tu es donc un chamois ! »

Perplexe, l'être reprend son chemin. Il croise un humain qui lui dit :

« Combien font 3 fois 3 ?

— NEUF ! répond l'être.

— Quel est le satellite de la terre ?

— La lune !

— Alors tu es un humain », lui affirme l'humain !

Encore plus perplexe, l'être se demande : Mais alors, qui suis-je vraiment ? Suis-je oiseau ? Suis-je humain ? Suis-je chamois ?

Et l'écho lui renvoie cette dernière syllabe : « ... moi... moi... »

Au fond de lui, il se dit : « J'ai compris, j'ai fait une découverte, **je suis MOI !** »

**Enfant de A et de B : devinez quelle est mon identité ?**

« Je suis à la fois une partie de A, je suis à la fois une partie de B ; mais je ne suis ni A ni B. Qui suis-je ?

Je m'appelle Orange. En moi il y a du jaune sans que je sois jaune, en moi il y a du rouge sans que je sois rouge. »

Je peux m'identifier au rouge, ou au jaune, mais mon identité est autre ; mon identité c'est orange.

Quand je réunis A et B, c'est comme deux couleurs que je mélange. J'obtiens C qui peut, dans l'illusion, dans l'apparence, n'avoir aucun rapport évident, visible, ni avec A ni avec B. Ce n'est pas toujours facile de découvrir ces parties originelles. Parfois, je vais voir exclusivement C alors que, en fait, derrière, masqués, se trouvent A et B.

Cela peut se compliquer par l'accumulation de nombreuses couleurs constituant chaque être, par l'addition de nombreuses générations d'ancêtres.

« Il est tout le portrait de son père ! Il a les doigts de son grand-père, les yeux de sa tante et les cheveux de mon amant... »

« Papa est Peau-rouge, maman est Chinoise, moi je suis métis ; je suis entre les deux. »

Est-ce que je ne suis que ça ? Est-ce que je ne suis que le conglomérat, l'addition de ces mémoires ?

L'identité est-elle distincte de cette addition, de cette association de culture, d'apprentissages positifs et négatifs ?

Cette addition peut être vécue comme un combat intérieur : « Je ne pourrai satisfaire à la fois les propos, les désirs ou les conflits de A, ma mère chinoise, et les désirs ou les conflits de B, mon père peau-rouge. »

Il s'agit de quelqu'un en moi (A B C D E F G...) qui a pour tâche, pour mission, pour sens, de régler le problème de A B C D... Parfois il s'agit d'une double contrainte quand j'ai le devoir de satisfaire A et B en moi, ces deux parties ayant des demandes opposées.

L'objectif à un moment donné de la thérapie peut être de rendre le patient « égoïste » dans le sens de « avoir de l'amour pour lui-même ». Le patient ne sera plus dans un amour de devoir, d'obligation, de réparation, de contrainte, un non-choix. Il sera dans une relation vraie avec autrui, vraie avec lui-même.

**La relation crée l'identité.** C'est un système d'inter-dépendance.

Le Moi est une entité qui bouge dans le temps, qui bouge par rapport aux expériences que l'on fait. L'enfant est construit par le regard des parents. Après il se construira avec les modèles qu'il intégrera. C'est ce qui fait qu'il va être en soi. Il va se sentir en soi. Il aura ainsi la perception de soi. C'est toujours en mouvement, en changement.

Comme nous l'avons vu précédemment, si l'on branchait dans un cerveau un appareil qui lui fasse oublier toutes les rencontres de sa vie, petit à petit, il ne pourrait plus se reconnaître. Il n'aurait plus la sensation d'être lui. D'une certaine façon, c'est ce qui se passe avec la maladie d'Alzheimer.

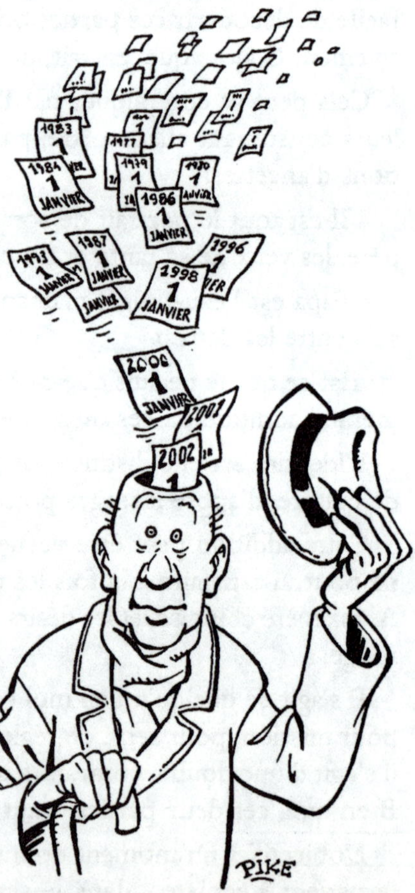

## E. L'adaptation au réel

### *1. Remettre du mouvement : la guerre est finie*

Voici un exemple d'identification. C'était l'hiver. J'utilisais un chauffage d'appoint à pétrole. Me Épousede, la soixantaine, entre dans le vestibule du cabinet. Le chauffage s'éteint ! Je le rallume, il s'éteint à nouveau. Malgré plusieurs essais, ce jour-là, je n'ai pas réussi à rallumer ce chauffage, chaque fois la flamme s'éteignait.

Je renonce à le rallumer et commence l'entretien avec Me Épousede... dans la fraîcheur. Elle s'assoit et dit : « J'ai une insuffisance respiratoire, je n'ai plus d'air. »

J'ai noté cette synchronicité. Voici maintenant la situation qui a été responsable de cette maladie.

Cette dame, vers la trentaine, habitait dans le centre de la France où elle avait un poste à responsabilités dans un établissement scolaire en vue. Cet établissement et sa jeune responsable était le point de mire de la municipalité et du rectorat. Son mari menait une vie dissolue ; ses pratiques sexuelles et ses beuveries étaient connues de tous.

Me Épousede se sentait en porte-à-faux ; il y avait discordance entre la morale de cette société bien pensante qu'elle était censée représenter et le côté libertin et excessif exprimé par son conjoint. Elle se sentait coincée.

Quand elle sortait avec son mari pour une manifestation publique, ça n'allait pas ; quand elle ne sortait pas avec lui, ça n'allait pas non plus. Elle était en quelque sorte enserrée, empêchée de vivre, de respirer.

La proposition thérapeutique est la suivante : « Madame, cela s'est passé il y a trente ans. Depuis vous avez divorcé, la situation a changé. Maintenant vous pouvez sortir, ne pas sortir, fréquenter qui vous voulez, personne ne vous reprochera ; personne ne dira : 'c'est la femme de monsieur Untel[1]' ».

1. Elle s'est identifiée à la femme de Monsieur, elle est la femme de son mari.

Elle a poussé un gros soupir de soulagement et, l'instant d'après, elle avait récupéré la liberté de la respiration et de sa liberté gestuelle. Elle a monté et descendu, apparemment à l'aise, les étages qui séparent mon bureau du rez-de-chaussée.

Cela nous ramène au thème du livre : qu'est-ce qui a fait qu'elle a guéri ?

Elle a viscéralement accepté l'évidence, l'évidence que c'était terminé. L'évidence qu'elle n'avait pas de solution à ce moment-là, mais que maintenant, il n'y avait pas à chercher une solution puisque la situation problème n'existait plus.

Souvent, un outil thérapeutique efficace est d'**accepter qu'il n'y a en réalité plus de problème**. C'est de **redonner de la mobilité, du mouvement à quelque chose qui était figé**. « Je suis bloqué sur quelque chose que je vis comme insurmontable, finalement je fais le tour, cela n'a plus d'importance. C'est autre chose. » Ce recadrage est souvent efficace pour régler les problèmes transgénérationnels.

Autre exemple : Me Regret dit : « Mon grand-père était un salaud, il avait des maîtresses ».

C'était une grande souffrance pour la grand-mère et pour la petite fille. La principale chose importante, objectivement, c'est qu'il lui ait transmis la vie.

« De toute évidence, ce qui s'est passé il y a cinquante ou cent ans, ce n'est pas mon conflit, ce n'est pas ma difficulté. Je n'ai aucun pouvoir pour y retourner, je ne peux pas le régler, je peux juste en être **spectatrice**. C'est comme si je **confondais** le film que je vois – qui est le film de mon histoire familiale – avec ce qui m'arrive à moi, je me confonds avec l'histoire. En fait, je peux me dissocier de la chose. Je peux voir la chose, mais ce n'est pas moi qui suis dans cette situation-là. »

Le symptôme, le comportement, la maladie existent, car ils sont, d'après l'inconscient biologique, l'équivalent de la meilleure solution de survie trouvée à un moment donné de l'histoire personnelle ou/et familiale. Ainsi, chaque génération accueille, reproduit, actualise, enrichit puis transmet toutes les solutions gagnantes de survie biologique de siècle en siècle.

Ce qui a été une solution à un moment donné, c'était à un moment donné. La thérapie consiste entre autre à réactualiser le patient à un nouvel environnement, à le réconcilier, le réadapter au monde extérieur qui a changé depuis la guerre de 1914/18, depuis l'histoire de la grand-mère, ou depuis autre chose.

Exemple :

- Je vis au Moyen Âge, je suis français. La référence socioculturelle est de tuer les Anglais.
- Je vis en 1914, je continue à tuer les Anglais ; pourtant ce sont les Alliés ! Je suis complètement à contre-sens.
- Si en 1939, je ne veux pas tuer des Allemands, je suis à contre-sens.
- Maintenant, au XXIe siècle, les Allemands sont nos alliés et si je veux tuer des Anglais ou des Allemands, je suis encore à contre-sens.

Le sens de ce qui est bien, de ce qui est mal, de ce qui est adapté ou inadapté a changé plusieurs fois en un siècle.

Il y a deux aspects :

- percevoir le changement (nous sommes maintenant au XXIe siècle) et
- constater si la solution est encore adaptée (tuer les Anglais ou les Allemands).

Je peux conserver la référence, la croyance antérieure (l'Anglais est dangereux) ou la modifier :

- l'Anglais est rassurant ;
- l'Anglais n'est ni dangereux ni rassurant, etc.

En conclusion, si j'accepte que la situation a changé et que la solution n'est plus adaptée, je suis amené à imaginer, créer une autre solution, un nouveau comportement, une nouvelle croyance relative au même type de situation.

**Pour qu'il y ait conflit, il y a nécessairement inadaptation avec l'ensemble ou un des éléments de ce qui est perçu comme réalité par l'inconscient du patient.**

Dans le cas où je voudrais tuer des Allemands alors que nous vivons au XXI$^{e}$ siècle, il y a une inadaptation ; il s'agit simplement de prendre conscience que « tout » a changé, « tout » a évolué. Parfois je refuse l'évolution... Parfois le problème n'est plus, il est passé, et ce qui posait encore problème, ce qui le maintenait, était une croyance limitante. Parfois il est actuel car c'est la situation présente qui pose problème dans la confrontation avec mes valeurs.

Exemple : « Je suis dans un problème professionnel. Si je parle de mes valeurs, de ce qui compte pour moi, de mes opinions, je vais être licencié ».

Le problème jugé insoluble se trouve dans le présent, et non pas au XIX$^{e}$ siècle. L'individu est dans un conflit actif, même si ce dernier le renvoie à une histoire ancienne ; il cherche une solution immédiate pour un problème immédiat, et non pas une solution symbolique ou intellectuelle pour un problème qui n'existe plus dans le présent.

Dans ces deux exemples, être contre les Allemands au XXI$^{e}$ siècle et être dans le danger d'être licencié aujourd'hui, il y a un point commun : je suis inadapté, je dois évoluer, il m'est proposé d'évoluer.

Le 1$^{er}$ exemple est flagrant, la guerre est finie.

Dans le second, la structure est plus dissimulée : la présence même de problème, de malaise me dit l'inadéquation, et la nécessité d'évoluer.

L'invitation est la suivante : trouver une autre stratégie, créer une autre solution.

Par exemple, je suis employé, j'ai toujours été employé, et peut-être que si je me mets à mon compte, je sortirai de ce carcan ? C'est une solution concrète qui va créer autre chose. Quel est le message, quelle est l'intention positive de ce que je perçois pour l'instant comme une difficulté ? Quel est le lieu intérieur que je vais pouvoir travailler, faire mûrir et évoluer grâce à ce que je percevais jusqu'à maintenant comme un problème ?

### *2. L'évidence*

Einstein disait que la solution n'est pas au même niveau que le problème. Sinon il y a longtemps que la difficulté serait solutionnée.

Souvent, quand il y a thérapie et passage en guérison, il y a changement de niveau.

Exemples :

**1. M. Viola**, vous êtes associé au niveau de votre grand-mère qui a été violée (c'est-à-dire que vous y êtes en partie associé). Pour vous, guérir peut être permis en passant à votre niveau à vous, car vous n'êtes pas votre grand-mère, ni elle, ni sa vie ! Deux générations sont passées entre les deux. D'une certaine façon, il est impossible de régler ce qui s'est passé jadis, il y a 1 semaine, ou 70 ans, bien que nous nous y essayons fort souvent inconsciemment ! Et, par ailleurs, peu importe maintenant !

C'est un changement de niveau qui agit au niveau de l'identité, du recadrage de sens, et de « la guerre est finie ».

**2. M. Lombal** était très fréquemment bloqué par des épisodes de lombalgies plus ou moins invalidants. Il évitait de porter des charges, et surveillait son poids pour soulager sa colonne. Après plusieurs années de souffrance et de recherche pour en venir à bout, il découvre un code possible de cette affection : dévalorisation dans un climat de sexualité et/ou de reproduction.

Une histoire racontée par ses parents lui revient en mémoire : En 1944, la guerre étant terminée, ses parents souhaitent avoir un enfant. La future mère n'a jamais été enceinte, son conjoint a été père avant la guerre. Après plusieurs échecs, ils s'inquiètent : vont-ils être capables de procréer, d'engendrer ? Ils consultent et essaient différents traitements qui se soldent par un échec. Le temps passant, l'inquiétude s'accroît.

De toute évidence, M. Lombal a été conçu, a été engendré. Il existe concrètement et réellement. Il est la preuve vivante du succès parental dans la reproduction.

Prenant conscience de cette évidence, il découvre que cette situation conflictuelle n'est pas la sienne mais celle de ses parents, que le problème de ses parents est réglé puisqu'il est là, que cette guerre est finie et gagnée. Dès le lendemain, M. Lombal avait retrouvé une mobilité lombaire satisfaisante associée à la disparition des douleurs. Après plusieurs mois, cet homme avait grossi et portait des lourdes charges.

Par quelles phases successives passe le sujet ? Nous avons insisté sur l'importance du ressenti qui est en quelque sorte la pierre de Rosette de la thérapie. Dans notre expérience, le ressenti n'est pas figé, il évolue. En reprenant les notions abordées précédemment, nous pouvons décrire 4 phases.

### *3. Les 4 phases d'évolution du ressenti*

• ***1re phase : avoir l'expérience du problème.***

Exemple : M. Laconduite a peur de conduire en auto. Quand il conduit seul sa voiture, il ressent de l'angoisse !

• ***2e phase : avoir l'expérience de l'absence de problème.***

« Vous allez faire ce que je vais vous dire... surtout **ne ressentez pas**[1] de l'angoisse ! »...

C'est impossible. Il en est de même quand un parent dit à son enfant : « Surtout n'aie pas peur ». Cela l'oblige à orienter son esprit sur cette émotion pour ensuite se diriger vers autre chose qui peut être la curiosité, l'angoisse ou l'ennui.

La négation du problème n'est pas la solution.

Exemple : lorsque M. Laconduite en cours de thérapie **n'a plus peur** de conduire seul son auto. Nous ignorons ce qu'il ressent. Le sait-il lui-même ?

---

1. C'est l'histoire de la non-girafe : « S'il vous plaît, ne pensez pas à une girafe ! »

• ***3^e^ phase : avoir l'expérience de la solution.***

« Concentrez-vous maintenant et pensez à un moment agréable ! » C'est plus direct et efficace d'exprimer positivement la chose (pensez à...) plutôt que de l'exprimer négativement (ne pensez pas à...).

Exemple : M. Laconduite **se sent détendu**, confiant lorsqu'il est seul au volant de sa voiture.

• ***4^e^ phase : ni problème, ni solution, mais au-delà.***

Exemple : M. Laconduite un jour, bien après sa thérapie, lorsqu'il est au volant de son auto, ne ressent ni angoisse, ni confiance, il conduit.

En effet, si nous arrivons à **passer au niveau de l'évidence**, le problème ne se pose plus. Le problème se pose quand nous n'arrivons pas à atteindre le niveau de l'évidence.

Quelle nouvelle évidence puis-je substituer à la place de l'ancienne ?

L'évidence est un stratagème indispensable. Il n'est pas nommé ainsi, mais il est vécu ainsi par le patient. Et si je ne trouve pas une évidence pour l'individu, je passe par une évidence pour la Famille, pour le Clan, pour l'Espèce, pour la Vie.

### *4. L'acceptation*

Une évidence fondamentale est que notre biologie ne peut pas faire autrement qu'accepter ce qui est : la pluie les jours de pluie, l'obscurité les nuits sans lune, et la salinité de l'eau de la mer ! Notre psychologie entêtée, capricieuse, têtue, peut refuser l'évidence de la réalité : « C'est le week-end, je voulais qu'il fasse soleil et je dis qu'il fait soleil même si je suis trempé jusqu'aux os ! » « C'était mon chat et je ne veux pas qu'il soit mort car je l'aime et j'ai besoin de lui, il vit et va revenir ! »...

Les Indiens disaient : « Accepter c'est accueillir et laisser s'écouler dans le grand fleuve de la Vie. »

En acceptant, je deviens sujet et non plus objet. J'accueille l'événement, je le laisse s'écouler. Cela veut dire que je ne suis plus figé sur la sensation ou sur l'événement. C'est une façon de sortir de la tension interne. Certains patients ont été agressés, abandonnés, à 3 ans ou à 5 ans. Ils accueillent l'événement... ils s'en guérissent.

Je vous propose une expérience : sortez de votre référence constante au jugement. Je propose et je dis simplement qu'il est possible de ne pas juger, d'en faire l'expérience quelques instants et de ressentir ce qui se passe.

**Trois étapes : accueillir, accepter et laisser s'écouler**

- C'est moi qui accueille cet événement.
- Je ne subis plus, je deviens acteur.
- Il n'est plus figé, il est devenu mobile. Je redonne de la mobilité à la chose.

L'acceptation, c'est aussi, à un stade très élevé, d'accueillir tout ce qui existe. Le bien et le mal disparaissent. Le jugement disparaît. La séparation disparaît. L'unité apparaît. Et tout devient ce Tout, qui à la fin devient la guérison.

Nous pouvons aider le conscient qui fait de la résistance en face de l'inconscient. Nous pouvons demander à l'inconscient d'accepter, d'intégrer cette acceptation à tous ses apprentissages, à tous les sens qu'il a donné à son histoire, à l'histoire qui est venue à lui. Nous pouvons demander au conscient d'accepter, d'intégrer cette résistance.

**L'acceptation est un acte thérapeutique**

Il est fondamental d'accepter ce qui est. Accepter est un moyen d'évolution et de guérison. Une fois que X accepte que ses enfants puissent devenir adolescents, il accepte l'irréversibilité de la chose, cela ne sera plus jamais comme avant, il évolue.

C'est un nouvel espace qui se crée. Un espace de vie et un espace de recul qui permet au patient de se voir de l'extérieur, et de trouver un plan, un fil conducteur, un sens à sa vie, aux événements.

Accepter ne veut pas dire être d'accord, ni être soumis à... Accepter c'est accueillir et laisser couler dans le grand flot de la vie.

Exemples : Un mur vient d'être construit sur le chemin que j'empruntais habituellement ! Puis-je l'ignorer, lui et les conséquences que cela implique ? Oui, en quel cas, je butte contre lui. Autre choix : j'accepte le réel, je ne m'y soumets pas, je fais un détour. Accepter me permet de réagir, de m'adapter, à mon avantage, de me sentir bien. **J'accepte ou je refuse la réalité matérielle.**

- Un chat se fait écraser devant moi dans la rue. Soit je l'accepte : le chat est mort et je me sens vivant ! Soit je ne l'accepte pas, j'en suis malade, le chat est toujours mort. Cette mort est une réalité. Cela n'implique pas que je sois d'accord pour que le chat se fasse écraser par une voiture, cela n'implique que l'acceptation du réel. **J'accepte ou refuse la réalité événementielle.**

- M. X. voit mal, il refuse la maladie des yeux, il ne porte pas de lunettes puisqu'il refuse cette maladie, il ne l'accepte pas et percute des obstacles toute la journée. **J'accepte ou refuse la réalité de la maladie.**

- Me X refuse le départ de son mari. Cela fait 10 ans qu'ils ont divorcé et elle continue de l'attendre... Entre temps il s'est remarié et a eu un enfant. Son refus d'accepter la réalité fait qu'elle est toujours sans compagnon depuis 10 ans, seule. **J'accepte ou refuse la réalité identitaire** d'être divorcée.

- M. X a un frère qui le rejette. Il en éprouve une rage extrême, tout en étant contre cette rage, car se déclarant croyant, très pratiquant. Il refuse d'être en contact avec sa colère, sa fureur incompatible avec son image du croyant. **J'accepte ou refoule la réalité émotionnelle** qui devient symptôme.

Le chemin de la guérison a une étape incontournable : accepter le problème. Ensuite peut survenir une intégration de la nouveauté.

### *5. Thérapie = réorganisation par le patient de sa psyché, réunification*

« *L'induction et le maintien d'un état de transe permettent l'accès à un état psychologique particulier dans lequel le patient peut ré-associer et réorganiser ses complexités psychologiques internes et utiliser ses capacités propres, d'une manière qui soit en accord avec ce que la vie lui a enseigné d'expériences...*

*La thérapie est la conséquence d'une re-synthèse intérieure, faite par le patient lui-même, sur sa manière de se comporter.*

*Il est exact de dire que les suggestions directes peuvent opérer un changement dans le comportement du patient et aboutir à une cure symptomatique, au moins pour un temps. Cependant, une telle guérison n'est qu'une réaction à la suggestion et n'entraîne pas la ré-association et la réorganisation des idées, compréhensions et souvenirs, pourtant essentielles à un vrai rétablissement.*

*C'est par ces réorganisations et ces ré-associations effectives des expériences de sa propre vie que le patient favorise la guérison, et non par les manifestations d'***un comportement réactionnel à une suggestion qui ne peut, au mieux, que satisfaire l'observateur**[1]. » E. Rossi[2]

#### a) Intégration de tout en soi

Que se passe-t-il dans ce temps de passage en évidence, en réconciliation, en guérison, pendant le passage de l'explosion à la réunification ? Un aggloméré, un accumulé d'expériences.

Que se passe-t-il lorsque nous re-élaborons quelque chose ? En profondeur, nul ne le sait, en surface c'est de l'émotion qui sort. Tout le reste est mystère. Est-ce lié au cerveau ? Certains le croient. Le cerveau, cet espace magique entre le concret et l'abstrait, cette interface entre matériel et immatériel. Le seul organe capable de transformer l'abstrait en concret est inversement capable de transformer la pensée, les désirs, en actes, et nos observations en réflexions.

1. C'est-à-dire le thérapeute.

2. In *Psychobiologie de la guérison*, cf. bibliographie.

Quand une expérience difficile ne trouve pas sa solution, elle reste conflictuelle. Elle est repoussée à l'extérieur de soi ou refoulée en soi. La guérison est : « Je peux incorporer cette expérience à mon vécu pour que ce soit cohérent. Je donne de la cohérence à la chose, à quelque chose qui n'a jamais été connu ; c'est le changement de niveau. »

Que veut dire changement de niveau ? L'humain devient quelque chose de nouveau, il a une expérience qu'il n'a jamais connue auparavant, il devient ce qu'il n'a jamais été.

Grâce à cette assimilation de l'expérience, cet apprentissage permet une croissance, une évolution initiatique vers plus de présence au monde extérieur, réel et changeant.

Là, nous allons plus loin puisqu'il s'agit de reconnaître ce morceau qui est en nous, mais qui n'est pas incorporé.

Si nous faisons un gâteau avec de la farine, au départ cette dernière est en dehors de la pâte, rangée dans un placard par exemple. Ensuite cette farine est ajoutée et mélangée ; parfois elle fait des grumeaux. Quand elle est assimilée, la pâte devient lisse, souple et onctueuse. Il y a l'événement qui est caché, qui est en moi, qui est séparé du moi ! Parfois la *maladie* peut donner l'illusion à la personne d'être le *moi*. La maladie est comme une nouvelle identité. La personne est le cancer. Elle dit qu'elle est cancéreuse, sclérosée, infarcie, ulcérée, décalcifiée, tuméfiée, enflammée, tuberculeuse, elle est malade.

D'autres personnes sont identifiées à leur profession et déclarent : Je suis peintre ! Je suis fleuriste ! Je suis ceci ou cela !

Il s'agit de trouver cet élément sur lequel la personne s'identifie, la situation sur laquelle elle s'identifie, et tous supports à une identification.

Ensuite, si elle le souhaite, il est possible de la guider, doucement vers l'**intégration** de cette expérience à son moi profond. Intégration n'est pas **identification** : je mange des sardines mais je ne suis pas une sardine, la sardine par contre devient Moi.

**b) Un 'instant de guérison'**

La personnalité du Christ m'intéresse à plusieurs niveaux. Comment s'y prenait-il, à quel niveau de guérison se tenait-il lorsque par exemple il est avec cet aveugle qui vint vers lui ?

« *On amena vers Jésus un aveugle, qu'on le pria de toucher. Il prit l'aveugle par la main, et le conduisit hors du village ; puis il lui mit de la salive sur les yeux, lui imposa les mains, et lui demanda s'il voyait quelque chose. Il regarda et dit : J'aperçois les hommes, mais j'en vois comme des arbres, et qui marchent. Jésus lui mit de nouveau les mains sur les yeux ; et, quand l'aveugle regarda fixement, il fut guéri, et vit tout distinctement. Alors Jésus le renvoya dans sa maison, en disant : N'entre pas au village.* » Marc 22

Ici, la thérapie ne dure pas longtemps. On ne connaît pas la vie de cet homme, ni ses conflits, ni son histoire familiale. Il y a très peu de paroles, peu d'actes et c'est efficace. On ne sait pas ce que l'homme est devenu après. Il est possible qu'il soit mort comme Lazare. Ils sont tous morts. Finalement tu guéris, tu ne guéris pas, tu meurs quand même. Il s'agit juste d'un instant, d'un instant de guérison[1].

Alors thérapeutes, pensez-vous faire mieux que les dieux ou être supérieurs au Christ ?

### *6. Guérison par du réel ou du virtuel ? Par de l'émotionnel !*

En fait nous n'arrêtons pas de guérir. On est en asphyxie : « Ah ! Tiens, je guéris, je viens de respirer. Mon conflit c'est : je manque d'oxygène. Je suis malade pendant deux secondes et puis, ah ! je suis guéri, j'ai de l'oxygène. » Là, le problème est dans le réel, il n'est pas dans le symbolique.

Pour un problème réel, il faut une solution réelle : si je manque de nourriture, un symbole ne servira à rien, il me faut des aliments solides.

1. L'important est-il l'expérience ou le résultat de l'expérience ? L'important est-il la vie ou le résultat ? Nous vous invitons à vivre ici et maintenant l'expérience de chaque instant !

Nous sommes amenés à différencier problème réel et problème symbolique. M. X est dénutri, cachectique et M. Y vient de perdre son travail, il a peur de ne plus avoir assez d'argent pour subvenir aux besoins de sa famille sur le plan confort et scolarité. Tous deux font une pathologie du foie. La biologie du second s'est faite **leurrer.** En réalité, il ne risque rien, il ne va probablement pas mourir de faim ! C'est le cas de 99,99% de nos patients.

Un problème réel ou virtuel donne un symptôme réel.

Les problèmes virtuels (99,99% des cas) se solutionnent par une solution imaginaire, symbolique, virtuelle ou réelle.

En conclusion :

1. Un problème virtuel donne une maladie réelle. La solution virtuelle de ce problème virtuel donne une guérison réelle.
2. Un problème réel qui donne une maladie réelle demande une solution réelle pour une guérison réelle.

**La solution est appropriée au problème et non pas à la maladie.** Si l'on s'arrête à la maladie qui est physique, on donne des médicaments réels, physiques comme les antibiotiques par exemple. Si l'on remonte au problème qui est virtuel, imaginaire, émotionnel, etc., la solution peut être virtuelle aussi.

Voici un exemple : Au début de ma carrière, conscient que les maladies étaient en relation avec un Bio-choc, je mets cela en pratique, je confronte les gens à leur conflit. Par exemple je dis à une patiente : « Madame vous avez un cancer du sein, c'est parce que votre enfant est mort. » Finalement, elle aussi est morte avec son cancer du sein. À l'évidence, le fait de comprendre son conflit, d'avoir l'explication intellectuelle ne permet pas automatiquement de résoudre le Bio-choc ou de guérir.

Devant l'échec des solutions strictement intellectuelles, j'envisageai d'autres formes de thérapie. Une phrase attira mon attention. C'est le truisme suivant : « On n'apprend pas à une mère à consoler son enfant ». C'est intéressant et pourtant c'est faux ! Sur le terrain, l'expérience m'a démontré que l'on pouvait être amené à apprendre à une mère à consoler son enfant ; certaines mères ne le savent pas.

### *7. La confrontation à l'expérience (✱ protocole thérapeutique)*

1. Une dame a un problème avec son enfant intérieur.
2. Je lui demande de **symboliser**, de prendre un modèle qui va représenter cet enfant et de le consoler.

 Je prends des notes. Voilà ce que je relève :

3. La mère peut parler à l'enfant.
4. La mère peut avoir des attentions vis-à-vis de cet enfant.
5. Elle peut être dans le rôle de la mère, extérieure à l'enfant.
6. Elle peut être à la place de l'enfant, à l'intérieur de celui-ci.
7. Pour communiquer avec cet enfant, elle peut utiliser la parole, le chant,
8. le toucher,
9. des gestes,
10. des mimiques.

 Je relève ensuite qu'il y a plusieurs niveaux :

11. Il y a le niveau événementiel : « Racontez-lui la difficulté à laquelle vous êtes confrontée. »
12. Il y a le niveau intellectuel : « Je vous propose de lui donner la solution intellectuelle à ce problème. »
13. Il y a le niveau émotionnel qui est la véritable consolation, qui est passée par l'affectif.

Suite à cela, je propose ce modèle aux gens qui y sont disposés. Certains d'entre eux passent par l'émotionnel et guérissent instantanément.

Il est possible que vous vous étonniez de la simplicité de cet outil et disiez : « C'est amusant ou dérangeant de se parler, de se consoler, de se câliner... »

Si nous ne passons pas dans l'émotionnel, il n'y a pas d'expérience. Nous prenons le risque de stagner au niveau intellectuel.

- Premièrement : s'autoriser[1] à retourner sur l'événement qui est la cause réelle ou supposée de la difficulté.
- Deuxièmement : mise en situation réelle ou symbolique – en général symbolique –, reconstitution de cette situation exprimée par : « Décrivez la difficulté dans laquelle vous êtes. »
- Troisièmement : passage possible mais pas obligatoire par l'intellect pour trouver une solution intellectuelle à la situation.
- Quatrièmement : passage par l'émotionnel et/ou une consolation. Il y a une sortie d'énergie, puis une dispersion d'énergie qui s'est accumulée et s'est cristallisée dans le conflit. Il s'agit de dissiper cette énergie pour qu'elle disparaisse (et par exemple devienne une vapeur, « Va ! Peur. »)

Nous pouvons trouver, si nous déplions l'accordéon, ces différentes étapes ; elles s'imposent à nous.

Nous pouvons adapter, moduler chaque fois la façon de mettre en situation, et la façon de trouver une solution mentale ou intellectuelle. Les façons de libérer le passage de l'émotionnel sont multiples.

Schématiquement il existe deux voies : l'émotionnelle et l'intellectuelle.

## F. Voie émotionnelle ou voie intellectuelle ?

Souvent ces deux voies sont simultanées.

1. La thérapie intellectuelle efficace crée un changement émotionnel, immédiat. Le fait de transformer une croyance, de changer par exemple le sens donné au drame vécu par un ancêtre a un impact émotionnel immédiat. Cette transformation émotionnelle peut avoir un impact physique également.

2. La thérapie émotionnelle travaille sur la remontée des émotions, elle a un impact sur les croyances.

1. Il y a des gens qui se le refusent.

Il est fort utile de vérifier le résultat éventuel en fin de travail par certains types de questions. Suite à un travail de compréhension, d'analyse, le sujet se remet en situation problème, et répond à la question : « Que ressentez-vous dorénavant ? »

Après un travail plus émotionnel, le sujet peut se demander quelle est son opinion à propos de ce qui le perturbait ?

À mon sens, le travail n'a été efficace que si la personne **ressent plus de confort et pense autrement**. Elle a changé au fond d'elle ! Elle peut alors exprimer par exemple :

- « Je me sens libéré », formule qui caractérise l'impact émotionnel d'un revirement intellectuel.

- « Quelle importance ? Je m'en moque ! » « Je ne donne plus du tout le même sens. Finalement, ce n'est pas si grave que ça ! C'était intéressant ! Je vois les choses autrement. » Ces déclarations objectivent l'impact intellectuel d'un changement émotionnel.

En conclusion, lorsque l'opinion bouge, il est important de vérifier ce qu'il en est au niveau émotionnel. Et inversement.

Le passage en guérison est comme le passage en maladie. Tous les deux impliquent émotions et croyances.

### *1. La métaphore du « diabolo » et l'unification du corps et de la tête*

Le diabolo est un jeu pour enfant. Ce jeu utilise deux baguettes reliées par une ficelle. Le diabolo a la forme de deux cônes ronds qui se rejoignent par un resserrement au milieu. On appelle ça « diabolo » qui veut dire : diviser entre deux bols.

Ce sont deux bols qui sont divisés et qui se touchent par le milieu. Deux bols, cela peut figurer d'un côté la tête et de l'autre le corps unis par le cou, la gorge. Deux bols, cela peut figurer aussi les deux hémisphères cérébraux réunis par le corps calleux... D'un côté se situe l'intellect, de l'autre se situent les émotions. D'un côté se situe le cerveau émotionnel, intuitif, de l'autre le cerveau mental, intellectuel. La thérapie consiste à faire passer du diabolo au 'symbolo', au symbole, à retrouver l'unité.

Jadis, les contrats entre les paysans en Grèce se passaient ainsi : ils prenaient une brique qu'ils cassaient en deux morceaux. Chacun d'eux partait avec un morceau qui était le symbole d'un contrat donné à un moment donné ; il fallait par la suite réunir ces deux morceaux.

En thérapie, lorsque nous faisons travailler quelqu'un dans l'intellectuel par des prises de conscience et de la connaissance et qu'il y a eu un changement de réflexion, d'opinion, de croyances, il est indispensable de vérifier que l'information soit passée tout autant dans le corps[1].

« Lorsque vous revivez, et non pas repensez, cet événement, quelle est l'émotion corporelle, physique ? »

Si rien n'a changé, la personne est toujours dans la division, le diabolo. Elle est séparée, étranglée. Si elle dit : « C'est curieux, maintenant je me **sens** paisible, joyeuse, sereine, tranquille », **l'unité** a été retrouvée. Et la thérapie a été efficace.

Parfois, la porte d'entrée thérapeutique est émotionnelle pure, on va aider cette personne à pleurer, ou à crier et à faire aboutir l'émotionnel jusqu'au moment où elle se sent soulagée, libérée, calme, tranquille, apaisée. Il est indispensable de lui demander :

« Vis-à-vis de cette situation de départ traumatisante, qu'en **pensez**-vous ? »

C'est le test de validation du travail de changement réussi lorsqu'elle dit : « J'en ai une opinion tout autre ».

Si ce n'est pas le cas – et cela arrive – elle a travaillé dans l'émotionnel, elle a pleuré, elle a toujours la même opinion sur elle, sur l'autre, ou le monde. Au fond rien n'a changé... Vous pourrez en tant que thérapeute, envisager de changer de voiture régulièrement grâce à ces patients et ces patientes qui viendront étranglés entre le mental et le corps émotionnel, bloqués entre le cerveau droit et le cerveau

---

1. Cela peut se vérifier par la kinésiologie par exemple.

gauche. Ces gens sont les cas longs qui ont calés par inertie de leur lent corps calleux calant.

Un aspect de la thérapie consiste à faire passer

- du diable au symbole,
- de la division à l'unité (entre le cerveau droit et le cerveau gauche),
- à une circulation fluide entre le monde des opinions, des croyances et celui des émotions.

C'est là que l'on trouve la limite d'un seul outil. Il y a des gens qui vont accepter d'aller sur le plan intellectuel, mais qui refusent de passer dans l'émotionnel : « C'est ridicule, c'est trop stupide, je préfère rester dans ma coquille ».

C'est un refus ! C'est une résistance ! C'est là que se voient ceux qui sont verrouillés et ceux qui ne le sont pas.

En conclusion le passage peut se faire dans le sens événement → intellect → émotion ou événement → émotion → intellect. La **libre circulation** émotion/intellect donne le véritable changement de niveau.

Si je ne change que l'un des deux, je vais rechuter, je n'ai rien réglé en fait. J'ai ébranlé la balance. Je n'ai réglé que la note d'électricité du thérapeute. Mais ce n'est pas forcément le but de la thérapie. Car le mythomane est quelqu'un qui croit avoir un château en Espagne qu'il n'a pas. L'hystérique c'est celui qui raconte les fêtes somptueuses dans le château en Espagne qu'il n'a pas, qu'il n'a jamais eu. Le dépressif va parler de ce château qui s'écroule et dire que personne ne fait rien. Château qu'il aurait pu avoir et qu'il a peut-être eu mais qu'il n'a plus. Le psychothérapeute c'est celui qui encaisse les loyers du château que l'autre n'a pas, des châteaux en Espagne qui n'existent pas. Le maladisant est victime d'une illusion.

### *2. Rendre « intellissent »*[1]

Il s'agit de devenir « **intellissent** ». Rendre le patient « intellissent », c'est le rendre à la fois sensible et intelligent. Cela veut dire *ressentir avec intelligence, comprendre avec émotion.*

Il y a des êtres qui passent leur vie à analyser, à comprendre. Ce fonctionnement conduit à faire l'hypothèse qu'ils sont dans une fuite, un déni, une peur d'être dans l'émotionnel.

La question à leur poser est : « Lorsque tu comprends ce que comprends, cela te permet de ne pas ressentir quoi ? » ou : « Lorsque tu comprends ce que tu comprends, que ressens-tu que tu ne veux pas ressentir ? »

Il y a des êtres sur Terre qui ressentent ce qu'ils ressentent. De la même façon, la question à poser peut être : « Quand tu sens ce que tu ressens, cela te permet de ne pas comprendre quoi ? »

La thérapie peut permettre de les rendre « intellissents ». Celui qui est intelligent, va ainsi pouvoir sentir. Celui qui est sensible, voire hyper-sensible, va ainsi pouvoir comprendre. En d'autres termes, que manque-t-il ? Qu'est-ce qui est en excès, qu'est-ce qui est en défaut chez cette personne ?

Mais comment y parvenir ? Quels outils emprunter ?

1. Néologisme associant intelligence et sensation.

## G. Les outils pour l'inconscient

*– intérieur et extérieur - matériel et immatériel*

L'inconscient utilise tout ce qui se passe, tout l'espace, chaque objet, chaque partie de notre maison ou de nos lieux de vacances ou de travail. L'inconscient se déploie dans l'espace extérieur. Dans tous les domaines matériels et immatériels.

Pour l'inconscient, à un certain niveau, il n'y a plus d'intérieur, il n'y a plus d'extérieur. Il n'y a plus de matériel ou d'immatériel. Il n'y a plus de limite... Comme le chantait John Lennon[1] dans la chanson *Everybody's got something to hyde except for me and my monkey* : « *Your inside is out and your outside is in ! so come on ! come on !* »[2]

À un certain niveau, tout est intérieur. Par exemple cette petite colline que je vois et que je crois être à l'extérieur de moi en ce moment, cette petite colline que je regarde dans l'instant est en réalité – pour ma réalité – à l'intérieur de moi.

Ce que j'ai en moi est sa représentation. La représentation de la petite colline – pas la colline – se trouve en moi. Cette représentation, mon inconscient se l'approprie pour donner sens et projeter un sens ; il la relie à mes valeurs, mes symboles et mon histoire.

### 1. *La thérapie, c'est aussi mettre ces parasites indésirables à l'extérieur de la personne.*

*Observer un système c'est le modifier.*

Il existe plusieurs façons de mettre à l'extérieur nos parasites. Citons Messieurs Alejandro Jodorowski, Jacques Salomé et Bert Hellinger, des chamans également, toutes personnes qui utilisent, dans ce but, différents outils. Par exemple, « symbolisez votre maladie par un objet, un dessin, une sculpture, une pierre, une construction ; choisissez une personne autour de vous pour représenter votre parent, votre organe, votre problème ».

1. Leader des Silver Beatles puis des Beatles entre 1961 et 1970.

2. « Ton intériorité est à l'extérieur et ta vie extérieure est à l'intérieur, alors bouge-toi ! » in *Double Blanc* 1968.

Une fois le problème mis à l'extérieur, le sujet le voit, prend conscience de son importance, de sa réalité toxique. Cela redonne de la place au sujet qui peut ainsi se réhabiter.

Plutôt que traiter ce système, plutôt que traiter les parents ou changer la société (*extérieur*), il s'agit d'en identifier la construction en nous (*interne*), puis de les poser à l'extérieur. Cela permet d'en traiter la représentation, la relation, et ainsi d'en libérer la personne.

### 2. Passif ou actif

*Entre le fond et l'apparence : « Je subis ou j'accueille ».*

Lorsque le Christ rencontre un malade, il sollicite toujours chez celui-ci un désir de changer, une volonté d'agir :

*« Le fils de Timée, mendiant aveugle, était assis au bord du chemin. Il entendit que c'était Jésus de Nazareth, et il se mit à crier : Fils de David, Jésus aies pitié de moi ! Plusieurs le reprenaient, pour le faire taire ; mais il criait beaucoup plus fort. Fils de David, aies pitié de moi ! Jésus s'arrêta, et dit : Appelez-le. Ils appelèrent l'aveugle, en lui disant : Prends courage, lève-toi, il t'appelle. L'aveugle jeta son manteau, et, se levant d'un bond, vint vers Jésus. Jésus, prenant la parole, lui dit :* **Que veux-tu** *que je te fasse ? Rabbouni, lui répondit l'aveugle, que je recouvre la vue. Jésus lui dit : Va, ta foi t'a sauvé. Aussitôt il recouvra la vue. »* Évangile selon Marc au chapitre 10

Pour nous, il est indispensable de demander l'accord, la permission du sujet. Obliger l'autre à changer est une prise de pouvoir[1] !

S'il veut changer, de passif l'homme devient actif.

Puis c'est au tour du Christ d'agir, il dit : « *Va, ta foi t'a sauvé* », et l'homme d'actif devient passif, accueille.

Activité et passivité revêtent des apparences souvent trompeuses. Un actif peut être agité, inefficace, soumis, passif. Un passif apparent peut par sa qualité d'attention intérieure, de présence ou de réceptivité par exemple, être fort efficace et très actif au fond.

1. Carl Rogers disait : « Seul moi sait ce qui est bon pour moi ». Il est illusoire de croire que l'on sait ce qui est bon pour l'autre.

Il devient alors plus adapté de distinguer deux formes : **« je subis ou j'accueille ».**

**Subir** : être l'objet de l'autre, de l'extérieur, de la vie, d'une partie en moi (mémoire), du ça...

**Accueillir** : être sujet, hospitalier, disponible.

Il me semble qu'un aspect de la thérapie est dans ce passage de :

- l'état d'objet à celui de sujet,
- l'état d'enfant à celui d'adulte,
- la soumission à l'accueil,
- la réaction inadaptée à la situation à la réponse adaptée.

La prochaine question que nous pouvons nous poser est : « Qu'est-ce qui est juste pour moi dans cet instant précis que je vis, et dans cette situation, qui, apparemment, peut ressembler à l'identique avec un vécu du passé ? Car ma réponse peut être radicalement nouvelle, et parfois opposée à celle du passé ! »

Nous pouvons avoir comme objectif de ne plus subir mais plutôt d'accueillir, et de remettre du mouvement.

Afin de grandir, évoluer, se dépasser, accueillons ce qu'il y a de négatif ! Et ce qui est positif, n'allons plus le chercher ! Tout événement négatif n'était-il pas une opportunité de croissance. Et tout positif l'est-il vraiment ? Se distingue-t-il complètement de la dépendance ?

### *3. Confiance*

La *confiance en soi,* c'est être en contact avec nos propres ressources internes en des temps d'incertitude, c'est alors que l'on s'aventure dans l'inconnu. Être centré en soi, sentir toutes les parties qui sont en nous, en harmonie, c'est l'unité.

La *confiance*, c'est être en contact avec les ressources extérieures en des moments difficiles, c'est se sentir en contact avec le tout.

La *foi*, c'est accepter l'inconnu. Ce n'est pas que croire en soi ; ce n'est pas que rester centré ; c'est « quoi qu'il arrive, je l'accueille, je suis sur le chemin de l'acceptation ! »

Il y a une graduation crescendo entre :
- confiance en soi,
- confiance,
- foi.

### *4. Ancien et nouveau*

**Le détail qui guérit : Une histoire de petit pois**

Il existe deux façons d'entrer en maladie : vivre un très gros choc, ou une suite de nombreux petits chocs. On sait également que les croyances naissent soit d'une suite d'expériences répétitives, soit d'une grosse expérience massive. De même, la guérison peut être déclenchée par une suite de petites expériences ou un instant très fort. En tous les cas, **l'ancien n'absorbe plus le nouveau, il est transformé par le nouveau.**

Je prends une balance, je mets des poids sur chaque plateau, chaque plateau est équilibré. Mais tout d'un coup, j'ajoute un petit pois qui pèse ½ mg et tout bascule ! Il faut une préparation importante pour arriver au dernier petit pois. Parce qu'avec un poids trop gros, cela risque de tout casser ou de faire basculer vers un autre état extrême et opposé, c'est le passage en polarité : et rien n'est réglé, nous ne sommes pas sorti du système. De bourreau par exemple, on passe à victime, et de victime à bourreau. Avoir le choix entre se sentir coupable et être sans émotion, est-ce un choix ? Est-ce orienté vers un changement qui change quelque chose ? Je ne le crois pas. Nous pouvons par contre chercher quelque chose de radicalement nouveau.

Ce qui explique que parfois, nous allons dire un *petit* mot à quelqu'un, avoir une interaction apparemment banale avec lui, et cela sera le petit pois qui va tout faire basculer. Nous voici témoin de l'instant magique. Nous voici dans l'espace magique du changement, de la guérison.

Certains thérapeutes en Bio-décodage continuent à faire de la psychothérapie. Par exemple, si un patient se présente pour un problème osseux (liée à une dévalorisation), ils vont chercher à le revaloriser.

Alors que *cela n'est pas le problème.* Le problème est qu'il y a eu un choc, un événement précis. La thérapie est de retrouver ce choc puis de créer un... positif ; ainsi **le psycho-bio-thérapeute fait vivre au patient une expérience neurovégétative**. Le patient revit son drame, la scène, mais la **termine autrement**[1]. Il trouve une autre issue. Et c'est bien cela qui remet du mouvement. Nous le détaillerons au chapitre 5.

### 5. Les dents de lait

*Pouvoir ou ne pas pouvoir être spontanément agressif.*

Elles commencent à disparaître vers 6 ans, quand apparaît le libre-arbitre. Jusqu'à 6 ans l'enfant est dans un inconscient visible. Il parle de lui sans aucune censure. Ne dit-on pas : « *La vérité sort de la bouche des enfants* ». De manière candide, naïve, spontanée, directe, il dit ce qu'il pense. Il pense ce qu'il dit. Il dit ce qu'il ressent. Lorsque les dents de lait disparaissent, son inconscient qui était visible, devient invisible. L'inconscient disparaît, va se cacher, pour faire apparaître une figure sociale. Les deux sont liés. L'un pousse l'autre.

Il y a un rapport entre émergence et disparition de notre inconscient (on peut parler du refoulement de notre spontanéité candide), et la permission et l'interdit d'être mordant, agressif, d'exprimer nos pensées et nos émotions, d'être spontané. C'est là, je pense, un des statuts de la dent en biologie. La dent a ce statut de vérité. C'est l'organe le plus dur[2] du corps humain. L'émail a ce rôle dans la communication, comme les e-mail, également. « *Aime – aïe !* » Nous pouvons entendre : l'amour ; aïe : la douleur. Quel est l'amour qui fait mal ? Le manque d'amour. Le mal amour. Aimer fait mal, fait souffrir. Ce qui va créer la carie ! C'est un des sens possibles. Quelqu'un reçoit de l'amour, il en a besoin mais cet amour est névrosé, vicié, toxique ; un poison, agressif. « Maman me dit qu'elle m'aime, mais elle me gronde. L'amour me fait mal. ». « Et je n'ai pas le droit de répondre,

1. Happy end !
2. L'émail.

de mordre à ce non-amour. » « Je voudrais donner deux claques à ma mère qui m'a injustement vilipendé pour lui dire qu'elle est une mauvaise mère – ce que fait quelquefois l'enfant – mais je me l'interdis. Je cache mes dents et je deviens policé. Puis on polit l'émail, et je deviens image sociale. C'est l'image que je vais présenter avec mes dents définitives. »

Les animaux font des caries, font du tartre parce qu'ils ne peuvent pas déchiqueter la viande. Ils mangent des boulettes. Mais si on leur permet de déchiqueter, à ce moment-là ils ne font plus ni caries, ni tartre. Qu'est-ce que ça représente pour l'être humain de pouvoir déchiqueter, de pouvoir déchirer la viande avec les dents ? C'est-à-dire de mettre en morceaux la difficulté qui nous est présentée. Lorsqu'on nous donne les morceaux tout cuits, tout prêts, le tartre, la carie peuvent venir. Il faut que nous mettions nous-même en morceaux ce que nous allons absorber, il faut que nous déchiquetions. La dent a cette fonction. L'être humain a lui-même à mettre en morceaux : c'est décomposer pour recomposer à sa façon. C'est le sens de la digestion. J'absorbe un aliment, je le mets en morceaux pour le restructurer ensuite, à ma façon. Si on écrit un livre et que tout est clair à l'intérieur, bien ordonné, le lecteur va faire du tartre. C'est pareil avec l'éducation. Au début je vais apprendre à déchiqueter, à mettre les choses en petits morceaux : j'apprends les lettres. Et puis, après je vais apprendre les mots. Et puis après, je vais apprendre les phrases. Et puis après, je vais être créateur, moi-même, de phrases. Je vais restructurer, synthétiser à partir des éléments que l'on m'a proposé, des briques initiales.

Il est indispensable d'avoir cette permission-là. Si je n'ai pas cette possibilité, cette liberté, cette aisance, cette sécurité de déchiqueter moi-même, et de fabriquer mes propres morceaux à moi et non pas les morceaux de l'autre, mes dents disparaissent. Cette agressivité émergée, visible, consciente pour l'autre, devient invisible, part dans l'inconscient, comme les dents de lait sont parties.

Pourquoi parler de tout cela et surtout de finir ce chapitre par les dents et leur rôle ? Elles disent l'importance de sortir de la gomme, de se dire, de se positionner face à l'autre, non pas contre l'autre mais pour soi. Le soufflet dans l'accordéon de la guérison a pour nom l'affirmation de soi.

## H. Résumé des soufflets de l'accordéon-guérison * protocole thérapeutique

En résumé nous redisons l'importance de :

• Prendre **soin du soi** pour que le soi du soigné ne soit nié.

Les pièces de l'accordéon doivent être flexibles.

Ce qui les **rigidifie** (les mêmes conditions que lors du Bio-choc) :

- peur
- sans solution
- sans protection
- sans permission
- bénéfices secondaires à la maladie
- croyances limitantes

Ce qui les **assouplit** :

- sécurité, protection,
- permission, liberté d'être soi,
- bénéfices à guérir plus importants qu'à continuer d'être malade,
- croyances ouvrantes,
- tact,
- douceur et
- patience du thérapeute.

• Définir un **cadre** de changement : espace sacré, hors du temps.

**Identification aussi précise et sensorielle que possible** de l'histoire et de la bio-cible : dans un lieu, dans un temps, dans un contexte. Le psycho-bio-thérapeute **reconstitue** l'histoire sous l'angle de la biologie et non sous l'angle du jugement ou de l'analyse psychologique. Qu'est-ce qui fait difficulté ? Quelle est l'histoire que la famille a emmagasinée dans son inconscient et qui est devenue une problématique à cette époque-là ? Creuser au bon endroit, c'est être au niveau du problème véritable.

**Explorer les cycles** de Marc Fréchet.

• Distinguer le problème apparent du **problème réel**, de fond, sous-jacent (exemple : le conflit intra-personnel vient d'un conflit interpersonnel).

• Dissocier la personne de son problème inconscient. Quand il est **inconscient, il est intérieur**. Dès qu'il devient conscient, il s'extériorise, nous pouvons l'observer, parler à propos du problème, nous ne sommes plus le problème. Exemple : « C'est ton grand-père qui... »

• Remettre du mouvement.

• Repérer les référents extérieurs, les identifications.

• Guider vers l'acceptation du monde extérieur.

• Rendre intellissent, et...

... tourner la page.

Chapitre 3.

# L'ACCORDÉONISTE : LE THÉRAPEUTE

Le thérapeute est semblable à un miroir. La propriété principale d'un miroir est de renvoyer une image. Il est des miroirs déformants et d'autres non déformants. C'est au moyen de cet artifice que le patient voit sa propre image. Selon la qualité du regard il est possible d'observer l'image extérieure ou l'image intérieure (comportement externe ou interne).

Avoir jeté ses préjugés !
Avoir renoncé à juger !
Tout attraper au passage !
Cela s'acquiert avec l'âge !

Écouter avec patience !
Sans tracasser, en conscience !
Casser ses propres règles !
Pour s'adapter au réel !

Tel est le thérapeute.

## L'inconscient du thérapeute

L'intention de ce chapitre est d'élucider l'importance du thérapeute, quelle que soit sa famille thérapeutique, PNL, AT, Gestalt-thérapie, Hypnose, Bio-Décodage... et de répondre à la question suivante :

Quelle est la relation entre le thérapeute et la pichenette de la guérison ? Autrement dit, comment le thérapeute lui-même induit-il, favorise-t-il ou crée-t-il la pichenette ?

Et si le thérapeute était une partie de la pichenette... Car le thérapeute est un outil[1] en lui-même.

L'inconscient du thérapeute est à la fois une limite et une aide puissante à la guérison du patient. L'inconscient du thérapeute est connecté sur l'inconscient du patient. Dans son inconscient sont inclus ses croyances, son histoire, ses refoulements, ses démarches diverses.

Alors qu'est-ce qu'un thérapeute ? Et qu'est-ce qu'un malade ?

### *1. Décrire est recréer*

**L'observation** :

*Qu'est-ce qu'un malade* ? Parmi les nombreuses définitions possibles, nous en avons choisi une : c'est un être vivant dominé par un trouble, une confusion, un non-sens apparent, un blocage.

*Qu'est-ce qu'un thérapeute* ? Parmi les nombreuses définitions possibles, nous en avons aussi choisi une : c'est un être vivant ayant pour intention (professionnelle) de clarifier le trouble, transformer la confusion en clarté ordonnée, trouver le sens caché du symptôme, de libérer un espace, de favoriser le mouvement amenant au changement.

Le patient est happé par son problème, il ne comprend plus, il est perdu, sans recul.

Le thérapeute est à la fois à l'extérieur et à l'intérieur de l'espace problème présenté. Observateur puis acteur, il met en équation

1. Cf. les notions de transfert et de contre-transfert.

mathématique une tranche de vie, en exprime les traits principaux comme on pose un problème d'algèbre. Il agence, rend simple comme le fait un chimiste parlant de molécules constituant la matière vivante.

Par ce moyen, le patient peut devenir observateur de lui-même, du problème ; il s'en dissocie. Il peut alors se libérer de l'emprise abrutissante, assourdissante, limitante, invisible ou aveuglante de la chose.

**L'action** : le thérapeute observateur certes, le thérapeute acteur aussi.

L'observation de la situation amène le thérapeute à observer la structure du problème. Cette dernière est décrite (reformulée).

Décrire est plus que décrire. Décrire est réécrire. Décrire est recréer. La façon de reformuler est essentielle ; elle crée une nouvelle réalité. Les mots, les intonations, les soupirs, les silences seront choisis avec minutie. Réécrite, cette tranche de vie transforme la vie, remet du mouvement, de la vie.

La parole crée le réel. Car « *Tout fut par elle et sans elle rien ne fut.* »[1]

### *2. La thérapie ou l'art de savoir poser de bonnes questions*

**• Le problème apparent**

La plupart des patients viennent consulter sans savoir au fond quel est leur problème. Ils n'en connaissent que la conséquence : maladie, malaise, échec professionnel, affectif, etc. Dès le début, le thérapeute les guide afin qu'ils puissent formuler clairement leur problème. En effet, lorsque la question est claire, 80 % de la réponse est là. Le thérapeute va reformuler la question pour qu'elle s'éclaircisse.

« Comment sais-tu que c'est un problème ? Que ressens-tu ? Où ressens-tu dans ton corps ? Qu'est-ce que cela évoque... ? Et plus encore...

1. Prologue de l'Évangile selon saint Jean.

« Mais au fond, en quoi est-ce un problème pour toi en ce moment ? Est-ce que tu peux me redire autrement ce qui est important pour toi ? Ce que tu souhaites atteindre et qui te permet déjà de réévaluer ce que tu percevais comme un problème... »[1]

**• Où est le problème réel ?[2]**

Quand quelqu'un se lamente[3], se lamente sans cesse sur ce qu'il appelle un problème, comme une douleur, une maladie, une gêne, il m'arrive de répondre... « Peu m'en chaut ! »[4]

J'invite alors l'intéressé à remonter à la cause, à l'origine du problème, soit au niveau de la situation en rapport avec le problème, soit au niveau de la structure qui fait que c'est un problème.

### *3. Le ressenti du thérapeute*

Je ressens parfois quelque chose de physique lorsque le patient est en train de rentrer dans sa folie, quand il se déconnecte de la réalité.

Lors de la CLÉ, nous pouvons aussi ressentir ce moment magique de la bascule. Si nous pouvons ressentir le problème de l'autre, nous pouvons également ressentir lorsque l'autre guérit, lorsqu'il se passe quelque chose. Nous pouvons aussi faciliter cette magie, tout comme le fait un jardinier attentionné, attentif à ses plantes.

Je peux ressentir '*ça*' ; je peux être conscient de '*ça*'. Je peux être conscient de la conscience en moi de '*ça*'. Durant la consultation, par moments, lorsque je fais vraiment écran blanc, il y a un phénomène interne. Lorsque je m'absente de ma propre histoire afin de devenir présent à l'autre, il y a une espèce de magie, de merveille, de : « " !§ ...☐* ù%^¨¤... ». Au fond de moi, je peux même le transformer

1. On peut consulter à ce propos les ouvrages de Katy Baron formulés sous le nom de *Works ou les 4 questions.*

2. Bien souvent le malade situe la sensation à un endroit fantaisiste pour ne pas être en contact avec la situation conflictuelle.

3. C'est la forme plaintive : l'une des 4 principales façons de prendre le pouvoir sur l'autre.

4. En français plus populaire, on dirait : « Je m'en fous ».

en une image avec des nœuds, des labyrinthes. À un moment donné, ce labyrinthe sinueux devient rectiligne, devient simple. Je peux sentir en moi ce passage d'une confusion vers le simple, au fur et à mesure de l'évolution de l'autre.

Je peux également être conscient ou sensible à une forme de fatigue interne reliée à la fuite, à la résistance que l'autre a en lui, écartelé entre deux forces. Je peux aussi être dans une jubilation quand l'autre vit un moment de guérison, d'éveil, d'évolution.

Quand je m'approche de X, ou de Francesco, ou d'un Maître, je participe à cela. Cet aspect manifeste l'approche **systémique**, c'est-à-dire l'observation de l'influence de l'environnement sur l'individu. Par exemple, si j'arrive dans un groupe de prière, je profite de quelque chose, de cette réalité-là. Par contre, en tant que thérapeute, je suis simplement centré et je ne vais pas introduire, imposer mon état interne dans l'état interne de l'autre. Sinon, je crée une dépendance ou une prise de pouvoir sur l'autre, cette prise de pouvoir étant faite sans son accord. Je n'envisage pas de le faire, pour moi ce serait malsain. Une des facettes de la thérapie, un de ses buts, est de faire grandir, et non d'aliéner l'autre.

### 4. L'intuition

Que peut-on dire ou ne pas dire – comme par respect – sur la pichenette de la guérison, sur ce moment-là, sur ce silence ?

Quelle est la relation entre le thérapeute et la pichenette ? Autrement dit, comment le thérapeute lui-même crée la pichenette ? Nous l'avons dit plus haut, le thérapeute permet, crée, **est** une partie de la pichenette.

C'est : « *Osez. Soufflez... voilà, c'est fini.* » C'est Divin ! Quand l'autre – son inconscient, son projet inconscient – veut guérir, si c'est toi qui es en face, quoi que tu fasses, il guérit. L'inconscient de l'autre va trouver le moyen de permettre à ton inconscient de l'aider à guérir[1].

1. Rossi dit parfois au cours d'une induction en hypnose : « Vous pouvez m'interrompre, parler, si cette action me permet de vous aider à vous aider ! »

Exemple non reproductible : Une femme arrive avec un problème de vertèbres cervicales. Jean-Jacques la tient par la main et lui dit : « Tu baissais la tête devant une autorité... » Il souffle sur ses vertèbres cervicales et lui demande de bouger la tête. Les douleurs ont disparu !

Parfois, les thérapeutes ont un instant d'intuition irrationnelle qui s'exprime par un décodage, un geste, un mot, ou tout autre chose. La porte s'ouvre... la magie se fait ! Le thérapeute a un flash auquel il fait confiance, il le met en pratique, et la guérison survient.

Puis la porte se referme. Tout cela est complètement spontané, instantané, impossible à refaire. Mais à quoi l'inconscient du thérapeute s'est-il ouvert ? Qu'est-ce qui s'ouvre en lui ? À quoi se connecte-t-il et qui est là, hors de lui ?

Exemple non reproductible : Une des voisines de Christian lui confie que sa petite-fille a un problème : elle bégaie ! Christian l'écoute légèrement en transe, et lui propose : « C'est lorsque sa mère est trop impatiente... »

Il la revoit 15 jours après et elle dit : « Je vous remercie beaucoup, ça y est : tout est guéri. Il n'y a plus de problèmes. Elle n'est plus bègue du tout. Je vous remercie, c'est formidable. » Christian n'a jamais vu l'enfant.

Exemple non reproductible : Une patiente me dit : « Mon fils a du psoriasis dans les cheveux. »... « Qu'est-ce qui s'ouvre en moi ? » est une bonne question !

Je lui dis quelque chose et revois la mère six mois plus tard. Elle me demande alors si je me rappelle ce que je lui ai dit pour son fils. J'ai tout oublié. Elle ajoute : « Mon fils n'y croyait pas, pourtant il n'a plus de psoriasis. Il se rase souvent le crâne, ce qui devrait l'irriter, mais il n'y a plus de plaques, il n'y a plus rien du tout. » Deux ou trois choses avaient été échangées... et il a guéri.[1]

1. Le psoriasis n'est pas exclusivement un double conflit de séparation. Il concerne le derme qui est en rapport avec l'identité. La peau a un sens d'identification : on peut identifier l'autre par le toucher, on peut utiliser les empreintes digitales, la couleur de la peau, l'aspect esthétique, « le look », etc. Il s'agit d'un choc avec une entrée cutanée.

On peut se demander s'il a guéri grâce à mon intervention ou si une autre chose extérieure à ce cadre est intervenue...

L'observation de ces instants fait apparaître le ou les sens des maladies. Prenons un autre exemple, le **surpoids**. Le décodage que nous proposons aujourd'hui est : « J'ai été trahi par un abandon... Je suis en danger... alors je ne compte plus que sur moi. » Ce n'est qu'un des décodages possibles ; celui-ci ne s'est vérifié que jusqu'à ce jour !

Il y a tous les jours des apports nouveaux, des nuances nouvelles à découvrir. Quand les patients sont en face de moi, cela me donne des tas d'idées. Ils viennent vers moi. Je les laisse venir. Puis, je vais dans leur monde. Et cela se passe tout seul. Il n'y a pas toutes les questions intellectuelles, scientifiques, biologiques. Le Bio-décodage, c'est dans l'être, dans le ressenti que j'ai de la personne que je le trouve.

Parfois il est bon d'être spécifiquement dans l'intellect. Par exemple, lorsqu'on écrit un livre pour tracer des chemins. Après – *au feeling* – nous prenons une route ou une autre.

Quelqu'un, un jour, a construit un chemin. Nous aussi, nous construisons quelque chose ! Nous construisons *Tous* à chaque instant[2] ! Vous aussi bien sûr !

À un certain niveau, tout se rejoint. Ce ne sont que des routes, n'est-ce pas ? Il y a l'Avenue de l'Hypnose Ericksonienne, le Boulevard de la PNL, le Chemin du décodage biologique, la Route de l'Allopathie, le Sentier des Élixirs floraux de Bach... Cela intervient au gré de l'intelligence intuitive. Je pense qu'il y a un temps pour la structure et un temps pour l'intuition. Tout comme les chansons qui s'adressent aux deux hémisphères. Les sonnets aussi ont une structure et une nouveauté, cerveau gauche et cerveau droit, *tête et tripes*. Nous avons nommé cette façon d'être : l'**intellissentir** !

---

L'intention biologique semble être la suivante : « Pour me protéger je dois cacher ou camoufler mon identité » ou au contraire : « Je dois – c'est vital pour moi – affirmer mon identité ». Parfois quelqu'un s'identifie à quelqu'un d'autre pour survivre... cette identification pouvant permettre d'accéder à l'amour ou plus simplement à la sécurité.

2. Quand vous ne faites rien, vous faites déjà quelque chose.

La structure, c'est 4 lignes (quatrain), puis 4, puis 3 (tercet), puis 3, de 6 ou 12 pieds (alexandrins), et des rimes qui se croisent. La musique, c'est le reste.

**Paupières**

Doux écrins de lumière,
Je vous aime pour toujours
Entre joues de velours
Et vos cheveux de lierre...

Amour, je t'aime et je t'aime ;
Tu es vie et en moi
Me nourris de ta joie.
Je nais, je vis, je sème,

Étonné, amoureux,
De tout faisant un jeu,
Joues, caressant ton front,

Nos lèvres, touchant nos yeux,
Qui savent et qui pourtant
Se taisent bien souvent.[1]

Et les patients ? Bien sûr, ils ont autant d'intuition, et peuvent s'en servir. Nous présupposons qu'ils savent intuitivement tout ce qui leur est nécessaire. Nous pouvons établir une relation, un dialogue avec leur inconscient ; tout cela dans une ambiance de sécurité et de permission qui créera confiance et détente.

1. Extrait de *Aujourd'hui ?... L'Aventure !* de C. Flèche, éd. Berangel.

### ✱ Protocole généalogique

Nous demandons à un sujet d'évoluer physiquement sur l'arbre symbolique de sa famille. À un moment donné, lorsque nous avons contacté et identifié l'émotion et la sensation qui posent problème, il suffit de demander à la personne :

« Intuitivement, cette émotion (colère, terreur, peur...) vous appartient-elle ? Appartient-elle plutôt à la lignée de votre père ou à la lignée de votre mère ? Intuitivement, que me répondriez-vous ? Est-elle au niveau de votre père/mère ou de vos ancêtres ? À quel niveau de génération se situe son origine ?... »

La Grande Surprise, c'est que les gens ont l'information. Cela peut sembler merveilleux quand on fait mettre l'intéressé dans la peau du père, de la mère, du grand-père... Le sujet se promène sur l'arbre, de place en place, évolue dans l'histoire de ses ancêtres ! Dès qu'il se place dans l'espace du père, ou de l'arrière-grand-mère, ou d'un autre ancêtre, à un moment précis de l'histoire de sa vie, l'information vient.

**La connaissance**

Je l'avais à ma naissance
Je l'ai perdue dans mon enfance
L'ai combattue dans l'adolescence
Adulte, je retrouve son essence.

À ma conception, je connais le sens
Enfant, je n'en crois pas mes sens
Ado, je vais à contre-sens
Maintenant je laisse aller le sens.

Quelle est ma mission ?
Être la permission
De réaliser l'expérience

Que mon âme a choisi
Au fond de moi en silence
Pour expérimenter la vie.

### *5. Le thérapeute accompagne le patient... ou est-ce l'inverse ?*

Alors comment accompagner, suivre la personne ? À quel niveau le thérapeute suit-il la personne ?

- Au niveau de son cadre de référence mental, théorique, intellectuel !
- Au niveau de ce qu'il ressent !
- Au niveau de la relation entre lui-même et son propre enfant intérieur !
- À un autre niveau !

Je ne panique pas lorsque je ressens « “ !§ ...□* *ù%*^¨¤... » à l'intérieur de moi. Cela se fait parce que j'ai répondu à la question : « Qu'est-ce que j'éprouve par rapport à ce que j'éprouve ? »

Quand tu es envahi par l'autre, quand tu es paniqué, qu'est-ce que tu ressens relativement à cette panique ? Voici ce que je réponds : « Rien ! Je m'en moque... » Peu m'en chaut !

Je fais un acte volontaire qui s'appelle le détachement. Ainsi, je peux continuer à être spectateur sans être partie prenante. Si je suis partie prenante, je deviens prisonnier. Si je suis spectateur ou metteur en scène, je ne suis plus pris par le jeu. Je n'ai pas dit que j'étais neutre. C'est moi qui choisis de me mettre en méta-position[1], de me détacher. Le simple fait de poser la question, met en méta-position, c'est-à-dire à côté de *La Question*. Cette dernière *est : «* Qu'éprouves-tu vis-à-vis de cet envahissement interne ? »

Si je suis dans un torrent, emporté par le courant, je ne pourrais pas aider quelqu'un. Si je suis sur la rive, je peux lui lancer une corde. Je pourrais lui apprendre à nager dans son marasme. Parfois c'est judicieux et parfois ça ne l'est pas.[2]

---

1. Position d'observateur de soi, de recul, de distance.

2. Un conseil : lorsque quelqu'un se noie et que tu plonges pour le secourir, s'il te met la tête sous l'eau, tu l'assommes d'abord et tu le sors de l'eau ensuite.

Pour paraphraser un thérapeute, nous proposons : « D'abord je me plonge dans la merde, je commence à nager. J'appelle mon client et je lui dis : viens te baigner, maintenant l'eau est claire ! »

Cela veut dire que le thérapeute a fait son propre chemin pour être clair. Il a fait ce travail personnel, il a accepté de plonger pour lui et ensuite pour l'autre.

Au contraire, si le thérapeute est dans la panique, cela peut signifier que le problème du patient le renvoie à lui, à un espace intérieur qui n'est pas réglé. L'écoute des patients est alors, chez le thérapeute, un déclenchement de programmes enfouis, de problèmes anciens non réglés. Il est probable que si quelqu'un fait le métier de thérapeute, c'est qu'il a eu besoin de se révéler et éventuellement de régler certains conflits.

Bien évidemment, le patient n'est pas venu pour régler le problème de son thérapeute ! Il apporte une information, il appartient alors au thérapeute de constater en quoi elle le dérange ou l'arrange, ou rien de cela.

Par exemple : Un patient parlait de la relation à son oncle incestueux. Le thérapeute se sentit nerveux. A-t-il des pulsions sexuelles refoulées ? A-t-il été agressé par son oncle ? Un de ses ancêtres a-t-il été abusé sexuellement... ?

Une des positions justes est d'accompagner. Cela consiste à choisir à chaque instant d'être dans la relation et de s'en détacher. Le détachement n'est pas **l'indifférence** au sens étymologique.

L'indifférence, c'est : « Je ne ressens rien ».

Le détachement, c'est : « Je peux prendre une position ou l'autre position. Il n'y a pas de **différence**, je me sens bien dans les différentes positions que j'ai choisies. »

C'est un fonctionnement qui a été perdu. Dans le langage actuel, quand les gens sont indifférents, pour eux, c'est qu'ils ne ressentent rien (ils sont coupés de leurs sensations).

L'une des clés essentielles réside dans la proposition suivante : « J'ai potentiellement le choix de ce que je vais ressentir. Ce que je ressens dépend entre autres du choix de la position que je vais adopter. » Cette clé peut permettre d'accéder au changement.

• *Si tu découvres un défaut en ton frère, sache que c'est en toi-même que réside ce défaut.*

• *Écarte le défaut qui te blesse chez l'autre, car en réalité, c'est par toi-même que tu es meurtri, que tu es blessé, que tu es agressé.*

• *Tous les défauts, la tyrannie, la haine, l'envie, la cupidité, l'absence de pitié, l'orgueil, la violence, la méchanceté, lorsqu'ils existent en toi, ne te blessent pas ; mais quand tu les aperçois chez l'autre, tu es blessé et tu as peur.*[1]

### 6. Quelle est la différence entre le thérapeute et le patient ?

Une des différences possibles est que le patient ne passe pas, comme le thérapeute, toute sa semaine à réfléchir, à se poser des questions.

Une autre différence possible est que le patient **a ôté de sa conscience** l'origine de sa souffrance. Il l'a remisée dans un endroit plus ou moins accessible. Au contraire, le thérapeute **y met conscience** et **mouvement.**

À l'évidence la conscience ne suffit pas. Être conscient de l'origine d'un problème ne le règle pas à tous les coups !

Par contre, le mouvement facilite ce règlement. Accepter c'est accueillir et laisser s'écouler dans le Grand Fleuve de la Vie, disent les Amérindiens...

Si j'ai un problème, je peux le voir passer. Je suis conscient du problème. Il peut bouger, se déplacer. Et moi de même, je suis mobile par rapport au problème...

1. Texte du Maître Soufi Jalaluddin Rumi librement adapté par les auteurs

### 7. La relation ancrage

Patient et thérapeute se rencontrent. La rencontre en elle-même crée une 3e entité qui est la relation et qui échappe aux deux. Ce sont deux personnes, deux mondes, deux histoires, qui se rencontrent. Il faut du temps, de l'expérience au thérapeute pour ressentir cette 3e entité.

Cette 3e entité, ce pont-levis, peut être un point de levier pour la guérison. Avec l'accord et l'aide du patient, je crée un contexte. Je fais rentrer le patient dans le contexte qui a été créé. À ce moment, le patient peut sortir de son illusion problème. C'est d'ailleurs un des sens de l'ancrage[1].

**Le thérapeute est un ancrage**. Il peut créer des ancres, mais il est déjà ancrage. Le thérapeute est un ancrage par sa présence, par la qualité de la relation. Il peut devenir un ancrage positif (ou négatif), un ancrage de ressources, comme la confiance, la sécurité, la permission à être enfin soi.

## ✱ Protocole de la relation

En thérapie, on peut utiliser la mise en scène pour symboliser la relation. Il suffit pour cela de demander au sujet de visualiser une relation difficile (avec par exemple son mari, son patron, sa mère, etc.). Cette relation est symbolisée par une corde, un objet, une couleur, une sculpture. Le sujet choisit *l'objet* qui va représenter symboliquement cette relation...

À partir de quoi, le sujet est invité à agir sur ce symbole, à transformer et faire évoluer pour son confort, cet objet mental, visuel, symbole de la relation.

1. Un ancrage est une association entre un stimulus (une image, un son, un lieu, etc.) et une réponse émotionnelle (joie, peur, etc.). Par exemple, chaque fois que j'entends le *Requiem* de Mozart, je ressens une tristesse profonde ; et je l'ai entendu pour la première fois à l'enterrement de mon grand-père.

Avoir conscience de la relation ne suffit pas. Si elle ne vous convient pas, nous vous proposons de modifier cela. Potentiellement ce protocole peut s'appliquer à tous types de relations : la relation entre le patient et son bourreau, la relation entre patient et thérapeute...

### *8. Le transfert*

Non seulement le Dr Erickson et ses disciples, mais bien évidemment les psychanalystes, savent que le transfert existe. Si ce n'est que les seconds sont plutôt passifs...

Pour le Dr Freud, l'autre, le patient, fait un transfert sur son thérapeute. Lequel thérapeute, au lieu de répondre (comme le père du client qui criait ou la mère qui se plaignait) ne dit rien... Dans cet aspect, la psychanalyse c'est la même structure de thérapie pour tout le monde.

Erickson inventait une forme de thérapie par patient, et par séance ! Il créait un monde où le patient pouvait apprendre à vivre. Ce monde attractif, accessible, donnait au patient envie (de façon irrésistible) de quitter le monde illusoire et pathogène, le cadre de référence qu'il avait avant la thérapie. On crée un nouveau cadre dans lequel on présuppose que l'intéressé est capable d'apprendre à vivre. Son inconscient trouve le moyen de rejoindre cet univers et apprend à y vivre. Il y a un glissement dans la thérapie d'un univers-problème à un monde-solution. La personne est dans un monde et inadaptée à ce monde ; le monde qu'elle se crée lui pose problème. Le thérapeute propose un autre type de monde ou de relation au monde. Il va permettre au patient de s'adapter à ce monde-là, qui va être comme une transition pour ensuite lui permettre de s'adapter plus largement dans un nouveau monde de référence. C'est l'idée du transfert. Le transfert se vit sur des modèles parentaux : père, mère, assez souvent. Ces modèles ne sont pas exclusifs : il y a aussi les frères, les sœurs, des oncles, des grands-parents, etc.

### *9. Le thérapeute se synchronise*

Si je suis en train de traiter une personne, je suis comparable à un plongeur qui voit des poissons. Si j'essaie de les attraper, ils s'enfuient. Au contraire, si je bouge peu, et si je reste calme comme faisant partie du milieu, les animaux vont s'approcher progressivement de moi. J'ai apprivoisé le milieu en acceptant ses règles. Je suis devenu poisson. C'est la synchronisation.

Dans ce cadre, pour devenir poisson, je ne les ai pas suivis ou poursuivis. Je me suis comporté comme un poisson, comme si j'étais poisson. C'est en changeant l'apparence de ma nature que je peux m'approcher de lui. Je suis entré dans son monde... Je fais partie de son monde !

Si je ne me synchronise pas à l'autre, il n'y a pas de relation, pas de changement, pas de thérapie, pas d'évolution.

### *10. À quel niveau de conscience se trouve le thérapeute ? Peut-on être quelqu'un d'autre que soi ?*

Quand on parle d'Erickson, on donne de lui les exemples de ses thérapies, paroles, comportements et résultats. Mais où mettait-il sa conscience et sa présence ?

Un élément important de la thérapie, de la relation d'aide, est l'aspect suivant : à quel niveau de conscience se trouve le thérapeute ?[1] Où se trouve sa conscience et le sens de son intervention, son intention ? Met-il sa conscience sur

- le problème du patient,
- les ressources du patient,
- la pluie qui tombe dehors et qui va gâcher son week-end,
- son trouble à l'écoute des souffrances de son patient,
- ... ?

1. Dans la 1re partie, nous évoquions le sang.

**L'état de conscience du thérapeute et la synchronisation**

La posture est un phénomène bien connu car très facilement observable pour déceler la synchronisation. Lorsque je veux communiquer avec X, mon inconscient non seulement a noté la position de son corps, de sa respiration et le choix de ses mots, mais en plus, ce même inconscient me fait prendre la même posture, respiration et langage que X. On sait que pour améliorer la communication avec X, nous allons prendre les mêmes gestes, les mêmes prédicats[1] que X. C'est tout aussi vrai dans un domaine plus subtil. Si la personne est pragmatique, et que l'on souhaite communiquer, on va utiliser des thèmes pragmatiques. Si la personne est dans un discours spirituel, on communique en termes de spiritualité.

Maintenant, je ne parle plus du discours. Je parle d'un état pur de conscience, qui peut même être inconscient de la part de chaque protagoniste.

C'est un stagiaire qui m'a fait prendre conscience de cela. Son propos était le suivant :

« Les stagiaires de Monsieur V. ont tous quelque chose en commun ! Les stagiaires de Madame T. ont quelque chose d'autre en commun ! Ceux de Monsieur N. ont autre chose ! Et lorsque je vois débarquer un nouveau stagiaire, je me dis : 'Tiens, il a le profil T., il a dû faire ses stages avec T.' Je vérifie et c'est vrai ! Pourtant V, T, N, enseignent le même contenu ! »

C'est important de prendre conscience, en tant que formateur, thérapeute, ou communicateur responsable, de cet impact sur l'autre et sur la thérapie. Car, là où nous sommes, l'autre peut aller. Là où le thérapeute, le communicant ou l'aidant **met sa conscience, l'autre peut aller**. Je crois que cela fait partie aussi des principes biologiques de la guérison.

Chez Freud, au-delà de sa théorie pure, et à travers les quelques films que l'on a sur lui, on peut percevoir quelque chose de magique,

1. Terme du vocabulaire fondé sur l'activité d'un ou de plusieurs organes. Exemples : « une amitié *étouffante*, je *vois* ce que tu veux dire, je *chemine* dans ma tête. »

d'étonnant, au-delà de toute théorie. Les gens qui approchaient Freud témoignent de *quelque chose qui passait*, comme avec le Dr Erickson ou avec Carl Rogers. En résumé, il n'y a que Rogers qui put faire du Rogers, Erickson du Erickson et Basile du Basile. Je pense qu'il y a quelque chose de cet ordre dans la thérapie : « Où est-ce que je mets ma conscience ? Et là où j'ai mis ma conscience, l'autre peut aller pour peut être y guérir une ancienne blessure ».

En conclusion, je crois que l'on ne peut pas être quelqu'un d'autre que soi, ni faire autre chose que ce que l'on fait[1] !

### 11. L'interrelation est une interrelation de niveaux d'échanges

Dans la relation thérapeutique (comme dans la relation tout court, du reste), le thérapeute va diriger, pointer l'attention à un niveau ou à un autre. Cela peut être au niveau de ses symptômes : « Quel est votre problème », de ses pensées : « Quelle opinion avez-vous sur l'origine ou les conséquences de votre problème », son ressenti, etc.

Dans chaque relation, il est possible de rester au niveau superficiel, au niveau des événements extérieurs.

Il est possible de diriger de façon préférentielle l'attention au niveau émotionnel, au niveau des croyances, voire au niveau transgénérationnel. L'interrelation est **une interrelation de niveaux d'échanges**. Dans toute relation, un des deux, ou les deux, pour se rencontrer, déterminent consciemment ou inconsciemment, volontairement ou involontairement, un niveau, un espace d'échange qui peut être intellectuel, qui peut être charnel, métaphysique[2]...

Un aspect spécifique de la psycho-bio-thérapie est la responsabilité et l'initiative du Bio-thérapeute de concentrer l'attention du sujet à un niveau biologique, cyclique, et transgénérationnel. Ceci dans le cas où la thérapie se fait dans un cadre de conscience. Si le cadre est la non-conscience, le fonctionnement n'est pas le même.

1. Un soufi a dit : « Nous faisons librement ce qu'il est fatal que nous fassions ».
2. Consulter à ce propos les ouvrages d'Analyse Transactionnelle.

Ceci nous conduit à enrichir le vocable initial de « décodage biologique des Maladies ». Nous proposons le « décodage biologique Cyclique et Transgénérationnel des Maladies et Comportements ».

Le psycho-bio-thérapeute va attirer l'attention du patient, donc de l'inconscient du patient, à un certain niveau. En parlant, en se taisant, en écrivant... dans toute interrelation, chaque personne attire l'attention d'autrui à un niveau ou à un autre.

On va mettre l'autre en position haute (le flatter) ou basse (le minimiser). Même inconsciemment, on peut être attentif à la respiration ou à la digestion (par le bruit, par le mouvement) d'autrui... Naturellement un homme qui veut séduire une femme va concentrer l'attention de celle-ci sur les qualités qu'elle a ou qu'il croit voir en elle. Le plus souvent ce fonctionnement, cette sélection n'est pas consciente. Cette femme ne sait pas forcément qu'elle est manipulée, mais elle va réagir à cela, inconsciemment (tout comme elle a pu être manipulée par ses parents ou par d'autres ancêtres ou par ses croyances).

### *12. Création : Attention ! danger, fragile !*

La rencontre thérapeutique avec le patient va conduire celui-ci dans un moment de re-création, d'apprentissage. C'est dans cet espace que va guérir la personne. Il appartient au thérapeute d'être dans des qualités de respect et plus que ça, de douceur infinie afin de rendre *cela* possible.

À cet instant le thérapeute guide la personne dans une **mémoire de fragilité**, un instant de souffrance non réglée, moment dans lequel la personne s'est construite, et a été blessée, agressée ou séparée. Depuis l'instant du problème jusqu'à cet instant de rencontre, de thérapie, elle n'a pas eu de réponse. Elle n'a pas eu de solution lors de ce moment-là, alors elle est restée figée, bloquée.

La personne va être ramenée, redirigée, reconduite à l'intérieur de l'instant du traumatisme atroce, ou affreux, ou ignoble, ou dévalorisant... Cela demande, justement, une qualité particulière de la part du thérapeute. Cette qualité c'est d'être présent et d'assurer la sécurité. À l'extrême, je dirai presque que le thérapeute est dans une non-présence, qui fait que l'inconscient du patient peut être dans une non-inconscience. C'est rendu possible parce que le thérapeute ne s'impose pas, il est dans une non-présence et n'impose rien[1]. Il va rendre toute chose nouvellement possible et possiblement nouvelle.

En thérapie, durant la CLÉ, on est dans une re-création, un ré-apprentissage. Au cours de cet instant thérapeutique se déroule une ré-imprégnation ou création d'une empreinte différente de celle de la 1re fois...

Par exemple, quand le Christ se présente comme *Dieu*, il nous propose un rapprochement avec le rôle de concepteur, de géniteur et de créateur. Le patient est régénéré, recréé, ressuscité. Pour moi, le thérapeute a la qualité de permettre cela. Le cabinet de thérapie est un lieu de création – créativité, un lieu sacré, 'ça crée', alchimique, solennel, un espace dans lequel tout est possible. Cela fait partie de mes définitions de thérapeute[2].

### *13. Le patient sent que le thérapeute est là, mais il ne s'appuie pas dessus*

M. X conduit une voiture en montagne. Il aperçoit les glissières de sécurité. Il ne s'en servira pas. Il sait qu'elles sont là. Leur présence à un certain niveau peut être rassurante. C'est la même chose en thérapie. C'est une des fonctions du thérapeute. Le patient sait que le thérapeute est là, il sent qu'il est là mais il ne s'appuie pas dessus. La présence du thérapeute lui apporte confiance et sécurité. C'est là un élément important dans cette pichenette de la guérison.

1. Cf. : les thérapies non directives.

2. Thé-rapeute : théo = le divin + rapt = attraper de force ou enlever.

### *14. Comment le thérapeute arrive-t-il à se faire accepter dans sa définition comme quelqu'un qui peut quelque chose ?*

Jésus était sans doute à un **niveau de conscience** particulier. C'est probablement pour cela qu'il y eut ces moments de guérison instantanée. En même temps, en tant qu'homme, il était dans la **relation** à l'autre. C'est dans ce double aspect que tout se joue.

Dans la relation, il se joue quelque chose au niveau de la définition de soi et **l'acceptation de sa définition** par l'autre. Par exemple Freud était Freud avec cette aura de Freud, avec tout ce que l'on disait sur Freud. Donc il est défini et il se définit comme un grand thérapeute.

Dans la relation thérapeutique, le thérapeute arrive et propose un espace de re-définition de lui-même : la personne qui est là accepte, ou pas, implicitement cette nouvelle définition. À ce moment-là, **dès qu'elle accepte la définition de l'autre, une définition ouvrante, permissive, sécurisante, tout est possible**. La personne se laisse complètement agir par la thérapie. Même si c'est le patient lui-même qui agit en fait. Dans la relation, chacun se définit forcément consciemment ou inconsciemment. Cette définition, on peut l'accepter ou la rejeter. De même, s'il n'était pas accepté dans sa définition de guérisseur, de prophète ou de sauveur, le Christ ne pouvait rien faire pour la personne. Dans cet aspect, il existe un pré-supposé, un état antérieur à l'acte de thérapie, un sens ou une intention spéciale, consciente ou inconsciente, donnée à la future relation.

« *Jésus... se rendit dans la ville où il avait grandi... Le jour du sabbat, il se mit à enseigner dans la synagogue. Ses nombreux auditeurs furent très étonnés. Ils disaient : 'D'où a-t-il tout cela ? Qui donc lui a donné cette sagesse et le pouvoir d'accomplir de tels miracles ? N'est-ce pas lui le charpentier, le fils de Marie et le frère de Jacques, de José, de Jude et de Simon ? Et ses sœurs ne viventelles pas ici parmi nous ?' Et cela les empêchait de croire en lui. Alors Jésus leur dit : 'Un prophète est estimé partout, excepté dans sa ville natale, sa parenté et sa famille'. Jésus ne put faire là aucun miracle, si ce n'est qu'il posa les mains sur quelques malades et les guérit. Et il s'étonnait du manque de foi des gens de sa ville.* » Évangile selon saint Marc au chapitre 6.

Comment le thérapeute arrive-t-il à se faire accepter dans sa définition comme quelqu'un qui peut quelque chose ? Comment le peut-il même si, paradoxalement, ce n'est pas vrai ? Car on ne peut rien pour autrui, même inconsciemment[1]...

Comment le patient accède-t-il à la définition du thérapeute, de freudien, de jungien, d'ericksonien ?

Toute définition est induite. Il peut s'agir d'une définition sociale ou professionnelle : « Je suis le chef, ou le jardinier, ou le prof ». Cette induction peut être rejetée ou acceptée. Je peux établir une liste de définitions...

Je peux être le sauveur ! C'est une définition qui dépasse même la personne. Le Christ est défini comme le Fils de Dieu. Quel est le contenu de cette définition ? Qu'est-ce que cela peut bien vouloir dire ? Toute ??? est personnelle. La définition n'est alors qu'une sorte de paquet-cadeau !

### *15. Le thérapeute redonne au patient la pichenette apportée par le patient lui-même*

Le patient, l'écouté, donne le pouvoir à l'écoutant de lui apporter la pichenette. C'est comme s'il disait : « Monsieur, l'interrupteur est là, s'il vous plaît, dites-moi d'appuyer dessus... » ou : « Donne-moi la permission de te désobéir. » En tant que thérapeute, un homme reçoit ce pouvoir ! Il faut que ce rôle soit clair, défini comme possibilité pour que les deux l'acceptent. S'ils acceptent cette définition, le moment thérapeutique est possible.

### *16. Définir le thérapeute*

On ne peut pas définir un thérapeute de façon absolue, uniforme. Les thérapeutes ont tous leur propre définition. Être thérapeute, pour beaucoup cela fait peur, parce qu'il faut s'avouer que l'on a un problème ! Le reconnaître est déjà une définition.

1. Un sage a dit : « On ne peut presque rien, ce qui est déjà beaucoup ! »

Vous êtes patient, vous vous trouvez face à un thérapeute, quelle définition lui donnez-vous dans votre esprit, dans votre cœur, dans votre être ? Quelle définition vous donnez-vous à vous-même ? Chaque rencontre implique de définir consciemment ou inconsciemment l'autre et soi-même. Je rencontre mon ou ma dentiste dans une boîte de nuit, elle danse merveilleusement bien... Elle danse d'une façon si sensuelle. Quelle est la définition que je lui donne ? En cet instant, je la définis par autre chose que mon ou ma dentiste bien sûr ! Pour moi, en conscience, quelle est la définition que je me donne ? C'est peut être une autre définition que celle de : client avec des caries !

Le paradoxe, c'est qu'en fait le thérapeute est souvent la 1re personne que je rencontre et qui me permet de me passer d'elle. C'est-à-dire que le thérapeute ne prend pas le pouvoir. Il prend la définition que le patient **veut** lui donner. C'est la position dans laquelle le thérapeute doit être tout le temps. En même temps, le pouvoir est important. Ce pouvoir est fourni par une croyance comme celle d'emmener le patient à croire que le thérapeute a un pouvoir infini.

« *Ta foi t'a sauvé* » dit Jésus. Et après vient le miracle.

Apparemment le Christ ne prend aucun pouvoir sur l'autre quand il dit cela. Préalablement il a demandé : « Que veux-tu que je fasse pour toi ? » Il demande à la fois le but et la permission. Il y a là une interrogation qui contient un message qui peut sembler paradoxal. La locution « Que veux-**tu** que **je** fasse ? » présuppose la possibilité suivante : « Moi je peux faire quelque chose pour toi. » Par ailleurs, l'expression « Ta foi t'a sauvé » veut dire : « C'est toi qui as fait pour toi ». Il y a une contradiction apparente. J'ai le pouvoir si vous me donnez ce pouvoir, je suis le maître si je suis choisi par l'élève. C'est l'élève qui définit le maître, c'est le Croyant qui définit Le Christ.

Si je prends le pouvoir sur l'autre c'est une bataille d'ego, si l'autre me donne le pouvoir c'est un acte d'Amour.

### *17. « Ma Toute-Puissance est soumise à ta petite puissance »*

Le thérapeute croit en la **toute-puissance du patient**, que tout est possible dans l'autre. Lorsque le thérapeute ne croit qu'en ses compétences propres, cela peut aboutir soit à l'affrontement, soit à la dépendance du patient envers le thérapeute... et c'est la catastrophe !

Au contraire, la relation entre le patient et le thérapeute peut émettre le message suivant : « Ma toute-puissance n'est rien sans la toute-puissance, même infime, de l'autre ».

Sainte Thérèse de l'Enfant Jésus disait : « *Dieu est tout-puissant, mais Il attend qu'on lève le pied pour aller au sommet de l'escalier* »... que l'on appuie sur le bouton de l'ascenseur pour aller au bon étage, que l'on réponde au téléphone qui sonne depuis 20 ans, que l'on tourne la page... À l'évidence, un début de commencement est nécessaire pour initier le premier pas.

#### a) Changer l'autre ou se changer soi-même

« Maître, guérissez-moi !
Belle journée, répond le maître.
Maître, je souffre !
Quelle merveille ! vous êtes vivant, répond le maître !
Que pouvez-vous faire pour moi ?
C'est fait, déclare le maître.
Mais qu'avez-vous fait ?
Je suis présent.

Le maître s'endort à la stupéfaction de l'autre. Ce dernier le secoue, le secoue et dit : « Réveillez vous ! Nous sommes en plein jour ». Le maître bâille et sort un miroir. Il le présente à l'autre et lui dit : « Regarde dans le miroir ! Vois-tu quelqu'un en train de se réveiller ? »

C'est une métaphore de la guérison. Le thérapeute a fait 2 ans de PNL, 2 ans d'hypnose, 2 ans d'AT, 2 ans de systémique, 2 ans de décodage biologique des Maladies... et il est face à une chaise vide ! Pour que la magie ait lieu, il convient que la personne soit à l'heure au rendez-vous et à la bonne adresse, et éventuellement qu'elle soit réveillée. Et encore, ce n'est pas sûr ! À partir de ce moment-là, la puissance du patient et le savoir et la compétence du professionnel pourront être opérantes.

Le *thérapisé* va révéler les capacités du thérapeute. Pour ce dernier, c'est une création utilisant parfois le transfert de papa, du père, de la maman, de la mère, de la tutrice, du tuteur... fantasmatiques.

Parfois aussi le thérapisé veut croire que le thérapeute est quelqu'un d'à part et de compétent, d'exceptionnel. Et dire que c'est lui, le patient, qui crée cette image... Le thérapisé crée un tremplin (la relation au thérapeute) qui va amplifier son élan et améliorer la qualité de son saut.

Pourquoi toi, M. Z., guéris-tu mieux que le 1er venu ? Bon gré ou malgré toi, tu es ce que tu es. Tu as quelque chose qui t'habite et qui a été créé par d'autres. La somme de nos expériences de relation nous définit aujourd'hui.

Si cette définition est acceptée par l'autre, la guérison peut intervenir plus facilement.

Pour être déontologique jusqu'au bout, il faut dire : « **C'est ta croyance qui t'a aidé** », sinon viennent les dérives, la dépendance. Cela est-il bon ? Ça dépend de l'objectif : rester enfant ou grandir.

**b) Doute, certitude et autres choix**

Quand le Christ fait des miracles, quelle est cette dimension de la croyance qui emmène l'homme à pouvoir **se guérir lui-même** ?

Chacun a la possibilité de croire, donc de guérir. Que ce soit lors d'un acte magique, de chamanisme, ou de guérison psychothérapeutique, on trouve cette dimension de la croyance : tout est possible à tout moment.

Je vois des gens et je leur demande d'avoir simplement la croyance de dire que **ce n'est pas impossible.**

Je ne leur demande pas de croire que c'est possible. Je leur demande de ne pas dire que c'est impossible. Ce qui n'est pas pareil.

Pour croire que c'est possible, il faut en avoir fait l'expérience. Je leur propose simplement de croire que ce n'est pas impossible.

Je ne leur demande pas de croire qu'ils vont guérir. Mais je vais leur dire qu'il n'est pas impossible qu'ils guérissent. Sinon je suis un menteur ! Sans expérience, personne ne peut dire que c'est possible.

Moi, j'ai l'expérience, mais celui qui ne l'a pas... ?

Alors je leur propose de faire comme si c'était possible.

Nos croyances sont tellement importantes. En effet, nous sommes à l'intérieur d'un système de modes, de croyances, de cultures, qui est porteur en lui-même de la maladie, de dysfonctionnement, et que l'on incarne à tout moment. Comment sortir de ce système ?

Le Christ dans l'Évangile dit : « *Je leur ai donné ta parole et le monde les a haïs, parce qu'ils ne sont pas du monde, comme moi je ne suis pas du monde. Je ne te prie pas de les enlever du monde, mais de les garder du Mauvais. Ils ne sont pas du monde, comme moi je ne suis pas du monde.* » Jean 17

Être dans le monde sans être du monde peut être pour certains une réponse. Auparavant, il nous faut être conscient de nos croyances inconscientes mises en place lors de l'éducation, cette relation forte et déterminante. J'observe mes croyances sans être dans mes croyances.

### c) Quel grand pouvoir chaque être humain donne-t-il à l'autre ?

C'est là le propre de l'enfant.

On donne un pouvoir à ses parents que l'on déifie. Ils sont omnipotents par rapport à l'enfant. Puis l'école, et enfin la société, prolongement de maman et de papa, devient omnipotente par rapport à l'individu.

Exemple : Un patient raconte qu'alors qu'il est en train d'accomplir son 1er acte sexuel, subitement sa mère pénètre dans la pièce. À la suite de quoi, il a un comportement particulier... Lorsqu'il parle avec une personne – donc à deux – et qu'une 3e personne arrive, il cherche immédiatement à être admiré par la 3e personne. Il continue à parler avec la 2e mais en cherchant l'approbation de la 3e.

Il revit sans cesse depuis 40 ans cette scène avec sa mère. C'est le mot **approbation** qui est le mot important en lui. Dans l'enfance, il y a une étape qui est d'être approuvé, reconnu, valorisé, admiré, regardé, su, connu, accepté.

Cette étape est indispensable, vitale, nécessaire ; elle permet l'apprentissage, mais ensuite, tant que l'individu reste dans ce système de référence, elle est limitante. Elle a été indispensable pour ne pas faire n'importe quoi, pour être en lien avec le social. Cette recherche d'approbation est, en quelque sorte, un passage obligé. Cela devient limitant quand cela reste toute la vie – ce qui est souvent le cas. Nous avons donc besoin de croyances puis de les faire évoluer, de transformer le monde ou notre relation à celui-ci.

### *18. Liens obligatoires au positif*

« Si vous arrivez à faire ceci, vous êtes vraiment quelqu'un de bien. Si vous n'y arrivez pas, vous êtes vraiment quelqu'un de bien. Si vous employez une 3e solution, vous êtes vraiment quelqu'un de bien. »

« J'ai une bonne nouvelle pour vous, vous allez guérir ! Mais je ne sais pas quand ! Peut-être dans quelques instants, peut-être très rapidement, peut-être tout de suite, peut-être êtes-vous déjà guéri » !

C'est là une façon de créer un lien obligatoire au positif.

Imaginons un protocole qui soit une contrainte : *dans ce cadre, le sujet ne peut pas faire autrement que de guérir*. Est-ce une bonne idée ? Cela est-il judicieux pour lui ? Car c'est une prise de pouvoir comme de dire : « J'exige que vous me désobéissiez ».

Le sujet ne peut plus faire autrement que guérir. Est-ce vraiment une bonne proposition ? Dans certaines situations la réponse pourra être oui, pour d'autres non. Car pour qui est-elle bonne ?

Avant tout traitement nous pouvons choisir de regarder ce qui se trouve derrière la maladie comme derrière la guérison. Il peut très bien y avoir autre chose de plus important que d'être malade ou guéri ! Guérir – si c'est pour vivre pire– cela fait peur. Parfois, il est bon de ne pas mettre l'énergie uniquement sur la guérison, que ce soit celle du corps ou du conflit. Soyons ouverts à tous les possibles !

### *19. Le thérapeute mis en échec*

Il arrive que des personnes viennent pour s'entendre confirmer que, pour eux, rien n'est possible. Que faire ?

### ✱ Protocoles de l'échec

On les chasse. Pour eux rien n'est possible, rien ne marche, ils sont autoprogrammés à l'échec. Ou on utilise une stratégie paradoxale, une programmation à changer complètement, un revirement total :

• Le temps : « Si rien ne marche, depuis combien de temps avez-vous cette croyance-là ? »

• La confirmation : « Je vous l'ai déjà dit madame, pour vous, rien ne peut marcher ! » Par contradiction la dame répond : « Mais non, je vous assure que ça peut marcher, je suis venue pour cela ! »

• L'exception : « Ça peut marcher pour n'importe qui, sauf pour les brunes aux yeux verts qui s'appellent R., comme vous ! »

Il y a tant et plus de possibilités. **Je suis comme l'eau**. Je cherche l'anfractuosité par laquelle je vais pouvoir passer. Il y a presque toujours un endroit par lequel nous allons pouvoir faire passer le changement. Je rencontre des échecs ; j'ai beaucoup de choses à apprendre. Est-ce ou non un échec, est-ce une étape ? L'échec est une étape sur le chemin de la réussite.

L'échec implique que je suis centré sur le résultat, l'évolution implique d'être centré sur l'instant et sur l'expérience.

### 20. La distorsion du temps

Dans son esprit, le thérapeute doit être constamment dans une distorsion temporelle.

La distorsion du temps est une idée théologique. Un moine écrit : « *Comment le chrétien peut-il se positionner ? Le Christ l'a sauvé, pourtant il se sent encore dans le péché ! C'est tout le paradoxe du* **déjà et pas encore.** *On est déjà sauvé, mais cela n'est pas encore une expérience vécue par la personne. C'est une réalisation en potentialité. À un niveau c'est déjà fait, le sauvetage a eu lieu. Il y a plusieurs temps, plusieurs niveaux de temps. Cela se retrouve dans les guérisons miraculeuses.* » C'est la même chose pour l'éveil.

### * Protocole de la distorsion

Le thérapeute peut utiliser cette distorsion du temps en allant dans le futur (vers l'objectif) et dans le passé (vers le conflit programmant).

**À quel âge, à quelle époque**, le patient a-t-il bloqué son évolution, sa biologie, sa conscience ?

En thérapie, chacun peut poser sa conscience dans un espace corporel (l'estomac, la peau, etc.), mettre sa conscience dans un espace temporel (bébé dans l'utérus, lors de la 1re entrée à l'école, etc.). Le thérapeute est dans cette non-présence, mais qui n'est pas une absence, car c'est une non-présence à lui pour être dans une toute présence à l'autre, en disponibilité complète. Non-temps pour être de tous les temps, non-lieu car de tous les lieux, non-organes pour être de tous les organes.

Où est l'autre ? Dans quel organe ? Écoutons ses prédicats.

Dans quel âge ? Écoutons le ton de la voix (celle d'un bébé, d'un enfant...). Car le choc fige le temps en biologie.

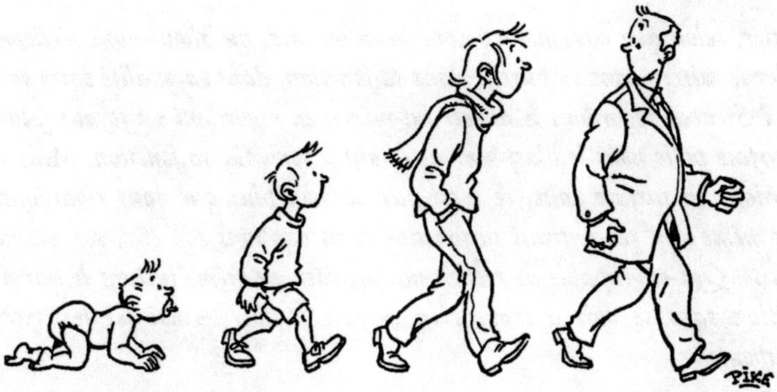


Induction possible : « Alors je vais te demander d'aller au fond de toi, dans cette zone que nous, les humains, appelons la mémoire, la mémoire de toute notre histoire, de toute notre vie... de toute l'Histoire, de toute la Vie, la vivante Histoire de la Vie qui vit en toi. »

Il lui est aisé de se souvenir du visage sa mère, de la voix de son père, du parfum de la cuisine familiale et du rire de ses frères et sœurs, des disputes parfois. Tout cela revient, mélange d'images, de sons et d'émotions...

Un grand silence intérieur, mental, précède cette naissance...

Pour paraphraser le Maître Soufi Rumi nous faisons les propositions suivantes :

• *Le patient peut donner au thérapeute la place en face de lui-même, car ce dernier est un miroir pour l'âme. Il est un miroir merveilleux, il a poli son cœur par le souvenir de Dieu, par la méditation, afin que le miroir de son cœur puisse recevoir l'image originelle.*

• *Quand le miroir de ton cœur deviendra clair, pur, tu contempleras des images en dehors de ce monde d'eau et d'argile, tu contempleras à la fois l'image et le faiseur d'images, à la fois le tapis du royaume et celui qui étend le tapis.*

• *Qu'est-ce qu'aimer ? Quand nous nous tenons face à un miroir précieux, orné de perles, de joyaux et d'or finement ouvragés, allons-nous le regarder de dos afin d'en contempler toute l'orfèvrerie et le talent, ou bien allons-nous en regarder la surface, et nous y voir. Allons-nous à travers ce miroir nous aimer ou nous détester, selon que nous nous voyons beau ou laid, ou allons-nous réellement regarder le miroir dans sa pureté, dans sa fonction, dans sa qualité voire sa perfection ? Si nous regardons le miroir lui-même, en regardant ses joyaux plutôt que sa surface polie nous le blasphémons quant à son rôle, sa fonction. Mais si nous regardons sa surface polie, ce n'est pas lui non plus que nous regardons, mais nous-même ; en rencontrant sa fonction nous oublions son être, son essence, son identité. Qui est capable de réellement regarder au même instant le miroir et sa fonction sans se voir à travers la surface polie ? Ainsi est le psycho-bio-thérapeute.*

• *Les psycho-bio-thérapeutes sont sans étude, sans livre, sans érudition, mais ils ont poli leurs poitrines et les ont purifiées du désir, de la cupidité, de l'avarice, des haines. Ils ont laissé leur ego, leurs Métaux (précieux ou vulgaires) à la porte (du temple intérieur). Ils sont eux-mêmes, et non pas en représentation dans le paraître. Cette pureté du miroir est sans nul doute le cœur qui reçoit d'innombrables images. Ces thérapeutes gardent en leur sein la forme infinie, sans forme, de l'invisible, reflété dans le miroir de leur cœur.*[1]

1. Texte librement adapté par C. Flèche, du Maître Soufi Jalaluddin Rumi.

## * Récapitulatif pouvant servir de structure d'un modèle thérapeutique

### • *Pour favoriser le moment de guérison, faciliter la programmation de la guérison et la déclencher*

1. **Ancrer** : le thérapeute est un ancrage, sa présence, son écoute réorientent le sujet vers des expériences ressources.
2. **Retrouver le moment du choc**, et le moment dans le système familial qui a généré ce choc.
3. **Travailler à une élaboration** dans l'inconscient du sujet, à la **réorganisation de sa psyché.**
4. **Se dissocier du problème** en étant observateur d'une partie de soi.
5. **Être paradoxal** : « On a besoin du thérapeute pour pouvoir s'en passer. »

### • *Pour définir le thérapeute*

1. Devenir conscient de son inconscience.
2. Remettre en mouvement.
3. Remettre en société ; la guérison n'est pas secrète.
4. Se synchroniser.
5. Trouver les programmations, les situations déclenchantes.
6. Dans le suivi de la consultation, permettre de passer de l'état autoprogrammant le problème, à l'état autoprogrammant la guérison.

Chapitre 4.

# QUELQUES VIRTUOSES DE LA THÉRAPIE

## Georges Groddeck

Georges Groddeck est né en 1866 et meurt en 1934. Il écrit, en 1923, *Le livre du ça*, livre constitué par une série de lettres fictives, dans lequel il expose son approche psychanalytique et met en évidence des particularités, des spécificités étonnantes pour l'époque. Pour lui, les maladies ont toutes des racines psychiques et sont donc susceptibles d'un traitement psychique.

Pour apprécier la façon de procéder de cet auteur, nous vous proposons un extrait d'une des ces lettres :

*« Je vais vous narrer une histoire à laquelle vous ne croirez pas... Il y a quelques années, une dame vint se faire soigner par moi. Elle était atteinte d'une inflammation chronique des articulations. La 1re apparition du mal remontait à ses 18 ans. À cette époque, en pleine puberté, elle souffrait de sa jambe droite, qui se mit à enfler. Puis elle arriva chez moi. Elle ne pouvait pour ainsi dire plus se servir de ses coudes, de ses poignets, de ses doigts au point qu'il fallait lui donner à manger. Ses cuisses s'écartaient à peine. Elle avait les deux jambes complètement raides. Elle était incapable de tourner ou de baisser la tête, avait les mâchoires si serrées, qu'on ne pouvait même pas passer le doigt entre elles. En outre, elle ne pouvait pas lever les bras à la hauteur de l'épaule. »*

Cette première partie décrit une affection qui ressemble à une polyarthrite rhumatoïde. Continuons la lecture :

« *Bref, comme elle le disait avec un certain humour noir, elle n'aurait pas pu, si l'empereur était venu à passer, crier 'hourra !' en levant la main pour le saluer comme elle l'avait fait dans son enfance.* »

Cette deuxième partie donne une clé possible du problème, elle propose un cadre *impérial* qui sera explicité ensuite. Voyons plus loin :

« *Elle était restée couchée pendant deux ans... La malade remarche, mange seule, bêche son jardin, monte les escaliers, plie les jambes sans difficultés, tourne et baisse la tête sans difficulté, peut écarter les jambes autant qu'elle a envie, et si l'Empereur venait à passer, elle pourrait crier 'hourra !'. En d'autres termes, elle est guérie.* »

C'est le résultat du traitement proposé par Groddeck. Il donne quelques indices sur la clé, le verrou, et la croyance limitante qui amenèrent à ce changement.

« *Elle a enduré toutes ces tortures, simplement parce que son père se prénommait Frédéric-Guillaume et qu'on lui avait dit dans son enfance pour la taquiner, qu'elle n'était pas la fille de sa mère, et qu'elle avait été ramassée derrière une haie.* »

Groddeck écrit plus loin :

« *Son* **'ça'** *avait, pour arriver à ses fins, utilisé deux noms : celui de son père, Frédéric-Guillaume, et le sien, Augusta (Augusta, c'est la magnificence, l'Auguste).*

*L'auteur a eu recours à une théorie selon laquelle la fille résulte de la castration du garçon...* »

Le mécanisme interne proposé ici par Groddeck serait le suivant :

« *Je descends de Frédéric-Guillaume (à cette époque, il est le Krönprinz qui deviendra plus tard Empereur sous le nom de Frédéric) ; je suis en réalité un garçon et héritier du trône. Donc, à présent, très légitimement Empereur sous le nom de Guillaume, j'ai été enlevée aussitôt après ma naissance et remplacée dans mon berceau par un enfant sorcier qui, arrivé à l'âge adulte, s'est illégitimement emparé de la couronne qui me revenait de droit sous le nom de Guillaume. Quant à moi, on m'a abandonnée derrière une haie et pour m'ôter tout espoir, on a fait*

***de moi une fille par ablation des parties sexuelles. Comme seul signe de ma dignité, on m'a donné le nom d'Auguste la Subl' .»***

Voici ce qui a permis à cette femme guérir : cette interprétation, cette compréhension sur l'origine de sa maladie, ce lien de cause à effet entre prénoms, histoires attachées à ses prénoms et symptômes !

Il s'agit d'un protocole très simple utilisant la sphère de guérison : « comprendre et faire un lien de cause à effet », avec pour impact physique : la guérison d'une maladie handicapante !

### *La résistance*

M. Groddeck par ailleurs affirme l'utilité de la **résistance** en thérapie.

*« Freud a comparé le conscient de l'être humain à un salon où l'on reçoit toutes sortes de gens. Dans l'antichambre du salon, devant la porte fermée de l'inconscient, où s'entasse la masse des entités psychiques, se tient un gardien qui ne laisse pénétrer dans le conscient que ce qui peut se présenter dignement dans le salon. »*

Nous pouvons schématiser cette métaphore avec 3 cercles : un pour le conscient, un pour l'inconscient, et un cercle au milieu, qui réunit les deux, celui du gardien.

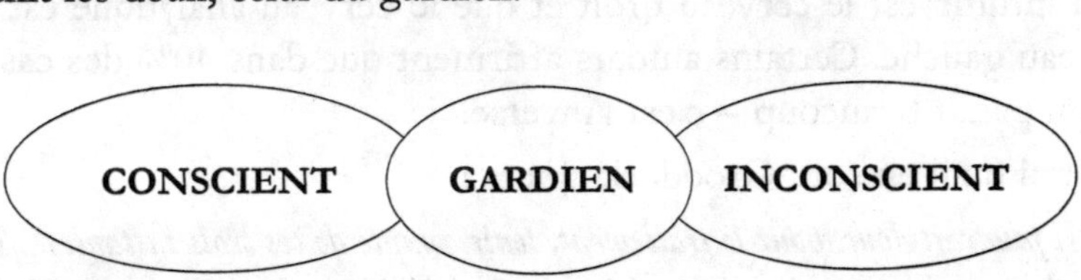


Mais que veut dire exactement « être le gardien » ? :

S'agit-il de la fonction de concierge, surveillant, vigile, veilleur, sentinelle ?

Ou bien s'agit-il de celle de conservateur, de dépositaire, de consignataire ?

Ou encore s'agit-il de celle de contrôleur, de confident ?

Ou même s'agit-il de celle de geôlier, de cerbère ? Ce qui n'est pas la même chose.

S'agit-il enfin de plusieurs fonctions ou de toutes à la fois.

Le gardien est la résistance. La résistance contrôle, freine, permet ou interdit le passage d'informations dans les deux sens : du conscient vers le plein conscient, et inversement.

Si l'on se reporte à ce principe, les résistances viennent du gardien. La thérapie – selon ce schéma – doit tenir compte du gardien, puis de l'inconscient, et ensuite du conscient.

Nous pouvons comparer le conscient avec le cerveau gauche, analytique – l'inconscient avec le cerveau droit, intuitif – et le gardien avec le corps calleux. **C'est une métaphore** qui peut nous éclairer mais soyons prudents. De nombreux courants psychologiques proposent le modèle suivant : « *Le cerveau droit a le même discours, a la même façon de s'exprimer que l'inconscient. Le cerveau gauche s'exprime sur le même mode que l'esprit conscient, dans le littéral.* » Mais dans ce modèle, nous trouvons une sorte de globalisation, de généralisation qui ne nous semble pas tout à fait exacte. Ériger ce modèle en une loi absolue conduit au dogme et à l'immobilisme.[1] Il serait plus adapté d'utiliser la formulation « *aurait plutôt tendance à...* »

De plus, tout le monde n'est pas d'accord pour dire que le cerveau intuitif est le cerveau droit et que le cerveau analytique est le cerveau gauche. Certains auteurs affirment que dans 40% des cas – ce qui paraît beaucoup – c'est l'inverse.

Quoi qu'il en soit, Groddeck ajoute :

« *Il faudrait donc, pour le traitement, tenir compte de ces trois instances... Et pour chacune des trois, être préparé à se heurter à d'innombrables caprices singuliers et à éprouver toutes sortes de surprises. Mais comme, à mon avis, le conscient et le portier ne sont en définitive que des instruments sans volonté propre, cette discrimination n'a qu'une valeur toute relative. À l'occasion de l'histoire de Me X, je vous ai décrit plusieurs formes de résistance. En réalité, ces formes existent à des milliers d'exemplaires. Elles ne vous apportent aucun renseigne-*

1. Voir en introduction la phrase du Bouddha.

*ment. Et si peu que je me fasse l'avocat de la méfiance, je n'en suis pas moins fermement convaincu qu'un médecin ne doit jamais perdre de vue le fait que le malade peut être en état de résistance. La résistance se dissimule derrière les formes et les expressions de la vie, quelles qu'elles soient. Tout mot, toute attitude, peut la cacher ou la trahir...* »

**Comment venir à bout de la résistance ?**

« *C'est en s'observant soi-même, que l'on apprend le mieux à connaître ses résistances. Et* **c'est soi que l'on apprend, en réalité, à connaître**, *en analysant les autres. Nous, les médecins, nous sommes privilégiés.* »

« *Je crois que nous avons besoin, en outre, de deux vertus : l'attention et la patience... Surtout la patience, encore la patience et toujours la patience.* »

Pour vaincre la résistance, Groddeck nous propose la patience (**pas – science**). C'est là qu'il donne la clé, mais elle est courte.

« *Il faudrait que j'arrive à dire quelques mots du traitement. Malheureusement, je suis fort peu instruit en cette matière...* »

Quelle humilité, n'est-ce pas ?

Pourquoi venir à bout des résistances ? Pour rendre conscient ce qui est inconscient. Mais cela est-il indispensable pour guérir ?

Non, cela est utile parfois, mais n'est jamais indispensable si l'on songe à la guérison par prise d'inconscience, aux thérapies sous transe profonde avec M. Erickson par exemple. L'inconscient masque – avec la meilleure intention du monde – une partie de la conscience. Certains auteurs nomment ce phénomène 'l'écran de fumée'[1], d'autres 'la surdité ou cécité spécifique inconsciente'[2]. Alors quand il est si difficile de connaître l'inconscient, de franchir ses résistances, comment guérir ? Voici une réponse possible :

L'inconscient, j'ai bien dit l'inconscient, ne supporte pas le vide ! Il a besoin de remplissage, d'expérience. On va donner un mot dans l'inconscient, n'importe lequel, et plutôt flou, comme par exemple

1. En PNL.

2. J.-J. Lagardet.

« Volmer »[1]. On va appeler « Volmer » ! Et s'il a besoin de « Muller », il entendra « Muller ». On lui dit : « *la chose* », et s'il a besoin d'entendre : « *lâche ! ose !* » il l'entendra **et le fera**, il va lâcher et oser ! Il va mettre quelque chose à la place de ce qu'il entend, comme de ce qu'il voit, en fait de tout ce qu'il *perçoit* ou *merçoit* (*sois père ! – sois mère* !). Il va déformer pour entendre

- ce qu'il veut,
- ce dont il a besoin
- ce qu'il redoute.

En fait, il utilise en permanence, pour guérir, toutes les informations qui viennent de l'extérieur. Surtout s'il y a l'infrastructure derrière qui le permet et qui donne la puissance, c'est-à-dire : la protection et la permission.

Le texte de G. Groddeck, à de nombreux moments, s'adresse typiquement à l'inconscient. Il dit qu'il ne va pas faire une chose, et il la fait. Par exemple dans la façon qu'il a d'introduire son propos avec cette femme arthrosique. *« Je vais vous narrer une histoire à laquelle vous ne croirez pas. »* La proposition contient déjà un aspect hypnotique. *« Je vais vous narrez... vous ne croirez pas »*. On va y croire. Il nous donne la permission de ne pas y croire, l'inconscient est assez souvent comme un enfant rebelle.

La phrase suivante est encore plus hypnotique : *« Mais elle m'amuse... »* Il s'adresse à l'enfant en moi.

*« ... parce qu'il s'y trouve réuni beaucoup de choses desquelles je ne vous ai jamais parlé ou trop peu parlé. Il vous faudra l'écouter. »* C'est encore une induction d'hypnose. Je ne sais pas ce qu'il va raconter mais il a éveillé ma curiosité. L'inconscient aime bien les surprises. L'inconscient est attiré par la Nouveauté et repousse la Monotonie ou la Répétition.

On parle à l'enfant en nous qui adore s'émerveiller, découvrir... Il fait peut-être de la psychanalyse, mais derrière il y a un autre niveau, un cadeau caché. C'est *ericksonien* avant l'heure. Il s'adresse à l'enfant. Il va l'amuser, narrer, le divertir. Il va être permissif en premier.

---

1. Voir page 235.

L'auteur, en ouvrant très large, fait que nous sommes obligés de nous y retrouver :

- soit par le jeu, car l'histoire amuse,
- soit, puisque « *je ne vous en ai jamais ou peu parlé* », par l'éveil de la curiosité avant la confidence secrète,
- soit par soumission et obéissance : « *il vous faudra l'écouter* ».

En résumé : « soit vous l'écouterez, soit vous l'écoutez, mais vous pouvez aussi l'écouter ». C'est une parfaite induction, comme une mise en bouche. La structure est parfaite. Pour Groddeck, c'est cela être thérapeute. Il s'agit là d'une rencontre permissive et qui s'adresse à tous les types de psychologie, de personnalités ; elle s'adresse au conscient et à l'inconscient. Milton Erickson agissait ainsi en permanence, il s'adressait à plusieurs niveaux en même temps : conscient et inconscient.

« *Il y a quelques années, une dame vint se faire soigner par moi.* » Déjà, c'est un style littéraire bizarre. « *La 1re apparition du mal remontait à ses 18 ans. À cette époque, en pleine puberté...* » Est-on en puberté à 18 ans ? « *Bref, comme elle le disait avec un certain humour noir, elle n'aurait pas pu, si l'empereur était venu à passer, crier 'hourra !'* ».

C'est elle qui a donné la phrase, et à l'intérieur « la cause et le traitement ».

### La synchronisation

« *Et si le diagnostic d'une tuberculose pour laquelle on l'avait soignée pendant des années ne se justifiait pas...* », il dit que le diagnostic n'a pas d'importance.

« *Ne se* **justifiait** *pas.* » Qui doit se justifier ? N'est-ce pas là le problème de cette femme en réalité de refuser de se justifier dans ses actes liés à sa sexualité ? Et c'est là un mot choisi par son thérapeute.

Souvent – je l'ai remarqué sur moi et autour de moi – le thérapeute va se synchroniser avec son patient. Le patient se met en synchronicité avec le thérapeute, tout aussi souvent. C'est-à-dire qu'il se met dans la même posture physique et utilise les mêmes intonations vocales.

Cela se fait spontanément, inconsciemment. Nous ne nous mettons pas en synchronicité avec tout le monde, mais seulement pour améliorer la qualité de la communication avec qui nous le voulons. Ainsi le thérapeute *sait* où en est son patient, s'il est dans la résistance ou dans l'acceptation. Nous pouvons le tester, nous bougeons une jambe et si le patient fait de même, il est en synchronicité et en acceptation de la relation. Il est en quelque sorte pré-hypnotisé.

L'enfant très tôt se synchronise, c'est-à-dire adopte spontanément, involontairement, sans résistance, les gestes, accents et coutumes de ses parents. Car un enfant, dans son système familial, reçoit tout comme information, comme induction parentale ayant une signification **vitale** pour lui.

### ✱ *Un Protocole inspiré par M. Groddeck*

• Que pouvons-nous apprendre ici ?

1. Dans le protocole d'une séance de thérapie, nous allons tout d'abord installer un **accueil** large avec l'aspect permissif, ouvrant, sécuritaire, et dynamique. En effet, nous pouvons sentir comme un mouvement à travers ce texte, de l'empathie.
2. Puis nous allons **contourner la résistance** : « Vous faites comme vous voulez. Mais moi ça m'a amusé, et en définitive vous ne pouvez pas faire autrement que l'écouter. » Il y a une injonction derrière. Tout du long, il s'agit de tenir compte des résistances.
3. Ensuite Groddeck est **descriptif**, c'est-à-dire dans le neutre. Ce n'est pas émotionnellement impliquant, le gardien reste tranquille. Il n'y a aucune résistance. On dit : « Voilà, les cuisses ne s'ouvrent pas », mais on n'a pas parlé de sexualité. Le descriptif lève les résistances.
4. C'est la patiente elle-même qui a donné la Phrase, la Clé. À l'intérieur se trouvent « la cause et le traitement ». Nous avons côte à côte l'évocation du DHS et de la CLÉ.

Reprenons le texte : *« Elle ne pouvait lever les bras à la hauteur de l'épaule.*

*Comme elle le disait avec un certain humour noir, elle n'aurait pas pu, si l'empereur était venu à passer, crier 'hourra !'.*

La cause est évoquée par un prédicat de déplacement, de mouvement (*venir à passer*) et un prédicat de dévalorisation (*n'aurait pas pu*). Il s'agit d'une maladie rhumatismale.

Il existe une référence à la situation, au problème (*l'empereur*).

Elle ne peut pas crier, elle ne peut pas dire quelque chose... « *et si l'empereur était venu à passer* ». Donc, face à un mouvement, elle a un problème d'expression. Quand il y a quelqu'un qui se met en mouvement, elle doit se taire. Dès qu'il y a quelqu'un d'important qui remue, elle doit se taire. Il se peut qu'elle ait été violée, ou ait vécu un inceste, elle ou un ancêtre. En tous les cas, il semble qu'il y ait quelqu'un qui remue en elle, et elle doit se taire. L'auteur semble vouloir dire quelque chose comme cela, lorsqu'il explique qu'elle a « *le cul en arrière pour se faire botter les fesses* ». Ce qui est aussi un signe d'appel sexuel.

Là, il y a une contradiction, voire une double contrainte qui est : elle veut et à la fois elle ne veut pas. Parce qu'elle lève les fesses en l'air, elle attire le mâle. Et en même temps, elle a les cuisses serrées pour interdire le passage.

• Adaptation à **la CLÉ** : crier (lever le secret) la valorisation et le succès (hourra)

Dans le protocole de M. Groddeck nous remarquons :

**1.** L'accueil large ; c'est-à-dire la qualité de la relation.

**2.** La description du symptôme.

**3.** La synchronisation.

**4.** La calibration.

**5.** L'écoute : entendre l'autre, entendre le conscient, le guide, l'inconscient. L'inconscient s'exprime à travers les prédicats, la maladie, etc. L'inconscient ne peut pas s'arrêter de s'exprimer.

Nous remarquons aussi :

**6.** Qu'il s'adresse à l'enfant.

**7.** Qu'il retrouve le moment d'immobilité, de fixité.

**8.** Qu'ensuite il va remettre du mouvement dans l'inconscient.

**9.** Qu'il va faire de la place, mettre de l'espace

**10.** Qu'il va dissocier.

**11.** Qu'il va remplir cet espace.

**12.** Qu'il va donner un sens, faire un recadrage.

**13.** Qu'il va reformuler ou formaliser tout cela, sous forme d'un modèle thérapeutique verbal ou non verbal.

**14.** Qu'il sait faire des associations.

**15.** Qu'il utilise l'approbation.

À un certain niveau, la thérapie est facile car chaque personne est dans une cohérence : les maladies, les prédicats utilisés, les réponses, etc. Tout tourne autour de la même problématique. Tout est cohérent même l'incohérence, la folie. Il y a une méta-cohérence à trouver, une logique interne.

## Milton Erickson

Le Dr Milton H. Erickson est né en 1901, dans le Nevada aux USA, d'une famille de pionniers. Psychiatre, psychothérapeute de génie, il est le père de l'hypnose médicale moderne. Il excella tout autant dans le domaine de l'enseignement que sur un plan individuel. En effet, atteint de poliomyélite gravissime dès son jeune âge, il utilisa l'hypnose sur lui-même avec succès pour se traiter. Il récupéra la mobilité de ses jambes en se servant de sa mémoire et en observant sa petite sœur qui faisait ses premiers pas. C'est en 1923 qu'il entend parler pour la première fois de l'hypnose et qu'il comprend que ce qui lui avait permis de dépasser ses limites avait été de l'autohypnose.

Pour Milton Erickson, un élément essentiel pour favoriser le changement, est de **créer une nouvelle expérience de référence** liée à des émotions positives. Celle-ci va permettre une réorganisation interne des croyances. Le thérapeute propose, invite, favorise une nouvelle expérience de référence spécifique pour le patient, qui va réorganiser sa structure mentale interne avec un élément en plus, en quelque sorte. Ce qui fait que, dans cette nouvelle organisation, le symptôme ne peut plus être, il n'a plus de sens ! On casse un mur dans la maison, ou on rajoute un mur, on change quelque chose qui aura un impact sur la luminosité de la cuisine, sur la chaleur d'une pièce. Et cela ne sera plus jamais comme avant !

Milton Erickson provoquait des guérisons sans que les gens soient conscients de quoi que ce soit. C'était de l'Art.

La plupart des psychothérapeutes croient que la personne doit prendre conscience de son arbre généalogique, de ses conflits, de son inconscient, de sa relation précoce à sa maman, etc., afin de guérir. Ce n'est qu'une croyance. La personne en fin de thérapie se réveille et semble dire : « Tiens, c'était un rêve, et je ne suis plus l'objet de ça. Je passe de l'objet au sujet. »

Erickson faisait autrement. C'est en cela qu'il était unique en tant que thérapeute. Je pense que lui remplissait le rôle d'être la conscience de l'autre. Il savait quelle était la structure du problème. Le patient lui, ne connaissait pas forcément la cause de son problème, il n'était pas toujours dans cet état de dissociation d'avec l'origine du trouble. Mais Erickson l'était en permanence.

C'est comme si nous savions pourquoi un enfant n'arrive pas à faire du vélo. Pour l'enseigner, nous allons l'installer sur un cheval, parce qu'il sait aller sur un cheval, et qu'il aime cela. Et nous l'accompagnons. Ensuite nous le remettons sur son vélo. Pendant qu'il était sur le cheval, nous lui avons appris comment aller sur le vélo. Nous le lui avons appris, sans qu'il sache qu'il a appris. C'est pour cette raison que le Dr Erickson demandait à l'inconscient d'apprendre. Le conscient travaille avec ses propres images, sa conscience propre. Et l'inconscient avec les siennes.

Erickson, ou tout autre thérapeute, prend la fonction du surconscient du patient. C'est-à-dire que lui connaît le problème, il trouve une solution à ce problème-là. Sans que le patient n'aie, lui, besoin de comprendre. La plupart des autres thérapeutes favorisent souvent, chez le patient une prise de conscience. Ils utilisent la conscience du patient, mais en fait qui en a besoin ? Qui a besoin d'être rassuré ? C'est le thérapeute !

Car il suffit qu'il y ait une personne qui sache. Et le thérapeute peut être cette conscience-là.

### *Le contre-choc*

M. Erickson utilisait parfois le contre-choc.

Une adolescente faisait une fixation sur ses pieds qu'elle trouvait trop grands. Par téléphone, la mère explique que sa fille fait une obsession là-dessus, et ne voulait plus sortir. M. Erickson se rend chez cette personne. Il rentre, marche et fait exprès d'écraser les orteils de la fille. Et il lui dit en criant d'une façon furieuse : « Si ces machins avaient suffisamment grandi pour qu'on les voie, on ne les écraserait pas. » Et après il s'en va. La fille, à partir de ce moment-là, n'a plus eu cette fixation sur ses pieds. C'est le contre-choc en relation avec une nouvelle expérience de référence.

Si tout est identité et relation, le thérapeute a une qualité de relation particulière avec le patient. Freud le dit à sa façon lorsqu'ils parlent du transfert. L'enfant va se définir à partir des relations, va se connaître à partir du monde de la relation. Le thérapeute est dans une qualité de relation forte. Il va amener le patient dans des expériences de construction de son identité. Le choc va être utilisé plus ou moins fort pour déplacer l'énergie inemployée, l'inertie du système mis en place. Naturellement, le patient va s'accrocher à ses croyances limitantes. Il faut mettre de l'énergie pour que la personne puisse relancer quelque chose. C'est comme une vitamine. La vitamine est un catalyseur. Il y a une énergie à mettre, une pichenette extérieure. C'est cela l'approbation du thérapeute. Relancer le moteur, produire une étincelle, une information émotionnelle.

Dans l'exemple précédent Milton Erickson était furieux. Il a mis de l'énergie émotionnelle, ce qui potentialise les actes, leurs forces. Ainsi cette adolescente change la vision qu'elle avait de son corps.

Parfois le thérapeute peut agir comme un commissaire-priseur : « Attention ! Je vais compter jusqu'à trois, attention ! Un... deux... trois ! C'est fait ! »

Remettre en stress parfois solutionne un conflit, parfois rajoute du conflit. L'hypnotiseur de spectacles fait entrer en transe son public par la peur. Il n'y a là rien de thérapeutique, le bénéfice éventuel ne tient pas car la personne obéit, se soumet, mais son inconscient ne réorganise rien.

Exemple d'inefficacité : M. X vient consulter pour peur de la foule. Le thérapeute décide de l'accompagner en centre-ville, là où cinq voitures passent par seconde. Cet homme a bien fait un sur-stress mais n'a rien réglé du tout. Le thérapeute l'a conduit dans son lieu-problème sans lui donner le moyen de le dépasser. Il n'a fait qu'ancrer davantage d'inconfort.

Exemple d'efficacité avec le sur-stress : Un jour le Dr Erickson va faire une conférence sur l'hypnose. Un homme qui ne croit pas du tout à l'hypnose, le salue juste avant la conférence en lui broyant la main, et en lui faisant très mal. Très rapidement le Dr Erickson demande si quelqu'un veut se faire hypnotiser. Cet homme se lève et monte sur scène. Le Dr Erickson lui tend la main pour l'accueillir et rapidement se baisse pour lacer ses souliers ; il est debout sur scène la main en l'air, devant la foule et il doit se sentir ridicule. Comme le Dr Erickson l'a mis dans un sur-stress, cet homme doit chercher le lieu de moindre inconfort. Très doucement le Dr Erickson lui dit : « *Si j'étais à votre place je rentrerai en hypnose maintenant.* »

Normalement, si nous nous rencontrons et que je vous donne la main, votre cerveau voit déjà la totalité du mouvement : c'est comme si cela était. Mais là, son cerveau est en panne, car le Dr Erickson a fait quelque chose d'imprévu, d'illogique : il y a un blanc, un vide qu'Erickson remplit avec son induction. Et l'inconscient de cet homme saisit cela, car il a horreur du vide. Le moment du choc comme celui de la guérison est celui d'un vide, d'un accueil. Dans l'instant l'homme est entré en transe et est resté en catatonie...

### *Rendre le changement attractif, incontournable*

Une des stratégies opérantes qui guidait le Dr Erickson était de faire percevoir, par ses patients, le changement comme forcément plus confortable que de demeurer dans le problème.

Exemples :

- M. X. veut s'arrêter de fumer mais le sevrage est perçu comme pire que le tabac. Le thérapeute peut associer le tabac à la maladie, à l'inconfort de ce que l'on aime, à la torture sur les animaux qui servent comme objet d'expérience, etc. Le sevrage peut être associé à la liberté, au plaisir.

- Me X. veut changer dans sa vie, elle se plaint de ne jamais pouvoir prendre de décision. Le thérapeute lui fait remarquer qu'elle peut très bien décider de continuer ainsi. Ce qui est une première décision. Elle peut décider de changer, ce qui est une autre décision. Elle peut encore décider de ne plus se plaindre sans changer son comportement...

### *Les faux-choix*

Il y a un tour de magie où il faut découvrir la carte qu'a choisie une personne. Le magicien pose des questions par exclusion. À la fin, la personne ne peut être qu'avec cette carte-là. C'est ça la thérapie. Tu sais quel est son problème. Tu sais comment tu vas le débloquer. Tu veux qu'elle arrive là. Et tu fermes toutes les portes. Tu la coinces. C'est une stratégie.

Erickson demande à un enfant : « *Quand est-ce que tu veux guérir ? Tu veux guérir le 5 septembre, le jour de ton anniversaire ? Ou aujourd'hui ?* » Il faisait comme si c'était déjà fait. Et l'enfant y allait. Il agissait souvent comme cela pour les problèmes d'énurésie. C'était un classique.

### *Apprendre à connaître l'inconscient en observant les enfants*

Erickson a appris son métier, entre autre, en observant les enfants. Qu'il s'agisse des siens, ou de ses frères et sœurs, il observait comment les enfants obligent maman ou papa à faire ceci. La question qu'il se posait (car l'enfant et l'inconscient sont très proches) : comment l'enfant se débrouille pour se satisfaire, pour piéger l'autre ? Quelles sont ses stratégies ?

Connaissant les stratégies des enfants, il connaissait les stratégies de l'inconscient. Il était très simple. Il observait ce qui ne fonctionne pas, trouvait le blocage, et permettait à l'inconscient de faire un apprentissage, de s'adapter à la situation. Le Dr Erickson parlait à l'inconscient.

**✱ Voici un autre protocole possible d'après Erickson :**

**1.** Un patient et un problème sont en face de vous.

**2.** Vous établissez une relation qui lui dit qu'il existe.

**3.** Vous observez tout.

**4.** Vous devenez sa conscience, sa prise de conscience.

**5.** Vous lui permettez une nouvelle expérience de référence.

**6.** Vous utilisez un contre-choc ou un faux-choix.

**7.** Vous créez un espace entre lui et lui.

Cet ensemble peut favoriser la venue de la *pichenette.*

## Ernest Rossi

Ernest L. Rossi, psychothérapeute de renommée mondiale, est l'auteur de nombreux ouvrages sur l'hypnose ericksonienne. Il fut l'élève et l'ami de Milton Erickson. Il poursuit ses recherches sur les liens corps/esprit, et les chemins de la thérapie.

Pour paraphraser Rossi, nous pouvons dire qu'il n'est pas nécessaire que ce qui a été refoulé et a servi de prétexte à la maladie, apparaisse au jour. Cela pourrait, sans inconvénient, demeurer dans l'inconscient, « *pourvu qu'on lui fit de la place* ».

Que veut dire : faire de la place ? Nous pouvons le remplacer par : donner la possibilité d'accueillir. C'est la métaphore du parking : quelqu'un entre dans un parking. Un panneau indique qu'il y a de la place disponible au 2e niveau... À lui de mettre ce qu'il veut dans cet emplacement : un coupé, une limousine, un break, une bicyclette...

Il s'agit aussi de remettre du mouvement, de retirer le côté figé, de se réinvestir après un deuil, par exemple. Comme la biologie a horreur du vide – elle ignore spontanément le non et la négation – mettez ce qui vous convient à la place ! Selon ce que vous y mettrez, vous aurez une amélioration, ou une aggravation ! Faites le bon choix ! C'est la libération du refoulement...

Par ailleurs E. Rossi intègre comme évidente la fonction positive du symptôme et situe l'inconscient comme le lieu de la thérapie :

*« Tous les symptômes sont des signaux. Presque tout le monde reconnaît ce fait psychobiologique : la plupart d'entre nous cherche à occire le messager, au lieu de tenir compte avec respect du message qu'il porte...*

*Plutôt que d'essayer de contrôler le symptôme, il faut nous demander ce que l'entité corps-esprit cherche à nous dire par ce sentiment fugace de dépression, cette fatigue chronique, ce mal de tête... Avec notre approche psychobiologique, nous recherchons avec attention le symptôme-signal, puis nous facilitons la mise en place de processus créatifs de transduction de l'information qui soient à même de convertir les aspects négatifs des symptômes en réaction thérapeutique. »*[1]

1. Voir aussi le chapitre 5.

## Le coach sportif

M. X. est entraîneur sportif de très haut niveau. Il a dirigé plusieurs champions du monde dans différentes disciplines. Il a été lui-même champion d'Europe. Pendant longtemps il les coachait en disant : « Écrase-le, tu es le meilleur, tu es le plus fort. » Et puis, un jour un de ses protégés, excellent, fait un combat. Il est très bien entraîné, très fort et il perd, alors que l'autre était, apparemment, moins puissant. Il va voir le vainqueur et lui demande comment il s'y est pris. Il est coach et il est intéressé par la question. Le vainqueur a accepté de lui répondre. Il lui a dit : « Ma psychologie pendant tout le combat était celle d'un enseignant. Je n'avais pas du tout le projet de gagner, d'être le meilleur, d'être le plus fort. Ce que je voulais, c'était lui apprendre comment se battre. » Je pense qu'il y a là une stratégie à utiliser.

« Je vais enseigner. » Et il a gagné. Ce n'est pas : « Je veux le dominer », c'est : « Je vais l'éduquer, lui apprendre ». Chez Erickson il y a un côté pédagogue : « Je vais lui enseigner comment vivre. » Il y a un côté paternel aussi. Nous pouvons adopter cette attitude mentale vis-à-vis des patients : « Je vais vous apprendre quelque chose. » En reprenant la phrase de Groddeck : « Cela m'a beaucoup amusé... » C'est : « Si vous voulez, je vais vous apprendre quelque chose de rigolo, ou de nouveau. » L'être humain adore apprendre.

## Dieu

Voici une hypothèse de ce qui se passe dans la prière. Ce serait une forme de transe très intense, peut-être la plus grande. Le contenu en serait : « Dieu tu sais tout, donc occupe-toi de mes problèmes. » Dieu prend cette fonction de sur-conscience : « Tu connais le problème, prends-le ; et tu me donneras la solution. »

Mais au fond, quand cela marche, comment se fait-il que cela marche ?

- Nous créons (c'est un aspect divin que de créer) un hologramme qui est une réponse en nous dissociant du problème ?
- Nous devenons Dieu ?
- Nous avons une partie divine en nous qui nous donne la solution ?
- Nous faisons un transfert sur Dieu ?
- Dieu existe !
- Autre ?

On parlait autrefois de la foi. Avoir la foi cela veut dire : « J'y crois ». Ce qui immédiatement nous projette dans l'objectif atteint. Et cela crée une distance par rapport au problème.

L'inconscient peut désormais tout apprendre. Même si la personne ne sait pas comment. Elle va forcément fonctionner d'une manière différente. Car en même temps le problème est là et en même temps la solution est là... Le changement se fait alors avec ou malgré soi... Ensuite on allume un cierge !

Par ailleurs, dans l'*Évangile*, les guérisons y sont toujours présentées comme un phénomène social et jamais secret. Jésus va chercher Jean, Pierre et Jacques pour ressusciter la fille de Jaïre. Dans d'autres scènes miraculeuses, nous pouvons remarquer des critères permanents à toutes les guérisons :

- un aspect social,
- une parole donnée, ou un geste,
- il y a synchronisation entre Jésus et le pêcheur ou le malade,
- il y a un avant et un après,
- il y a une réorganisation intérieure avec cette expérience-là, qui fait que la personne change quelque chose dans sa vie et dans sa perception du monde.

## Nos ressources

Lorsqu'une personne vient en consultation avec sa maladie, son problème, sa difficulté, dans son inconscient, il y a non seulement l'origine de sa maladie, de son problème, de sa difficulté... mais il y a aussi la façon de le régler, la solution potentielle. Il y a en nous l'origine de la maladie, il y a en nous le maintien comme le traitement de cette maladie. Tout le monde devrait être en bonne santé puisque nous avons à la fois le poison et l'antidote en nous.[1]

Une partie de la thérapie consiste à remettre en contact ces deux zones-là, ces deux réalités-là : problème et solution. Le problème n'est pas obligé de passer par le conscient pour être transformé. Le passage peut être conscient ou peu conscient

Par exemple, lorsque quelqu'un entend en hypnose : « À un moment ou à un autre, vous allez vous sentir de la façon qui est juste et correcte pour vous. Et peut-être, si vous le souhaitez, de façon consciente ou inconsciente, vous allez amener la ressource là où cela est confortablement utile, afin que le problème devienne, entre autre, une solution... ». On a parlé de manière floue, vague, et l'inconscient a entendu quelque chose d'utile pour lui, comme « lâche, ose ». L'inconscient y met le sens précis dont il a besoin et il guérit. Il avait besoin de cette invitation extérieure, « **permission** ». Il a besoin d'entendre quelqu'un lui dire : « Maintenant, tu peux te sentir bien. Maintenant, tu peux guérir. »

Nous pouvons reprendre ce texte de M. Groddeck comme illustration :

« *D'après ce que je sais des choses – fort peu, je l'ai déjà dit – il me semble qu'il suffit d'obliger le gardien de la porte à crier n'importe quel nom dans la salle de l'inconscient. Disons par exemple, Volmer. Si, parmi ceux qui sont près de la porte, il ne s'en trouve point un qui se nomme ainsi, on fait circuler le nom et s'il ne parvient pas réellement jusqu'à celui qui le porte, il y aura peut-être un Muller qui intentionnellement ou non, comprenant mal le nom, se fraiera un passage et pénètrera dans le conscient.* »

1. « Nous sommes le remède et la guérison ».

L'enfant adore les jeux de mots. Je crois que tout est structuré sur l'enfance. Quand l'enfant a envie d'uriner ou qu'il a soif, il dit à sa mère : « Maman, est-ce que je **peux** faire pipi ? Est-ce que je **peux** aller boire ? ». « Je peux », c'est à la fois la permission et la capacité. Il y a une espèce de confusion dans la langue française sur le verbe pouvoir ; cette confusion est absente de l'anglais. La langue française a un charisme, une fonction spécifique dont les jeux de mots. « *Est-ce que je peux boire ? » « Oui, tu peux* ! ». On ne sait pas si c'est la permission ou si c'est la capacité. Il est évident que je le puis, mais j'ai besoin que quelqu'un me le dise. C'est comme s'il fallait apporter un petit peu d'énergie extérieure pour lancer l'activité intérieure. Dans une voiture il y a un moteur. Si nous n'utilisons pas le démarreur, la voiture ne démarrera pas seule. Il faut quelque chose d'extérieur pour redonner la pichenette qui permettra le mouvement. C'est le **starter** ou les **vitamines** qui ne se retrouvent pas dans le produit final, mais qui sont indispensables au mécanisme de la vie. C'est d'ailleurs pour cela qu'on les appelle les vitamines. C'est aussi l'image du **pouvoir que l'on donne aux autres**. D'où l'importance cruciale de l'environnement, de la société, de la relation, donc du jugement. Nous parlons de la régulation des informations venues du monde extérieur, mais quelle en est notre représentation intérieure ?

En résumé, nous demandons à l'autre la permission de faire ce que l'on sait faire sans lui : guérir ! Nous avons besoin de sa présence (bienveillance) ou/et de sa permission/bénédiction.

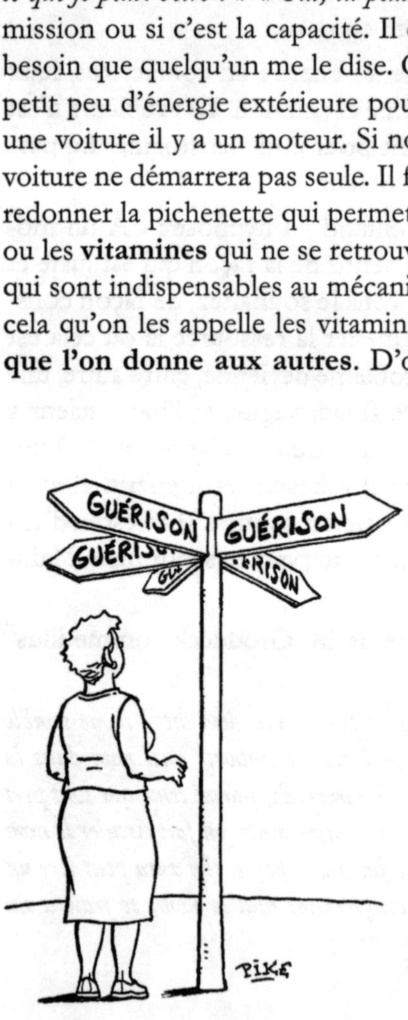

Chapitre 5.

# LE POINT D'ORGUE DE LA GUÉRISON

Nous arrivons ici à un chapitre que l'on peut appeler « le point d'orgue[1] » de la thérapie, car il couronne le jeu de l'accordéon dans un épanouissement détonnant, un aboutissement renversant et simple à la fois, si dépouillé.

Nous remercions ici M. Ernest Rossi de nous avoir guidés. C'est en l'écoutant que nous avons eu l'idée de modéliser le passage de la guérison. Il a donné la structure de ce passage. Nous avons en quelque sorte généralisé son modèle.

## Le modèle

La thérapie est une expérience-information biologique qui facilite le changement, et ce par tous les moyens. Il y en a des milliers ou plus. Chaque jour nous faisons des expériences qui nous apportent des informations, mais seules certaines créent des changements. Qu'y a-t-il de commun à toutes ces expériences pour qu'elles deviennent **instants de guérison** ?

1. Le point d'orgue en musique est une note finale tenue.

C'est ce que nous avons observé de façon constante et défini par les 4 séquences suivantes :

| |
|---|
| 1re séquence : Identification et contact conscient ou préconscient au problème. |
| 2e séquence : Identification et contact conscient ou préconscient à une ressource. |
| 3e séquence : Confrontation de l'un à l'autre. |
| 4e séquence : Changement ou non en fonction de cette expérience. |
| Séquence facultative : En cas d'absence de changement, il est utile de reprendre le protocole depuis le début en changeant la ressource de la seconde séquence. |

C'est ce que les thérapeutes efficaces font à un niveau conscient ou inconscient, à un moment ou un autre. Observez vous-même ! N'est-ce pas ce que vous faites, vous aussi, plus ou moins inconsciemment ? Un aspect est la confrontation consciente ou pré-consciente au problème, ce que nous nommons l'identification de l'état problème. Un autre aspect est de trouver la ressource ou le moyen d'accéder à un changement d'état. Ensuite il convient d'expérimenter l'un et l'autre ensemble. Enfin nous pouvons observer le résultat satisfaisant ou non satisfaisant, le changement dans sa qualité et sa quantité, et la réorganisation de la psyché[1].

## Détail des 4 séquences

### *Séquence 1 : identification et contact conscient ou préconscient au problème réel*

C'est, dans notre expérience, un passage obligé pour résoudre le problème. Même si on ne le ressent que pendant une seconde, il est

1. Cf. chapitre 2 : Thérapie = ré-organisation par le patient de sa psyché, ré-unification.

indispensable de contacter le problème. D'une manière consciente ou peu consciente, cela importe peu.

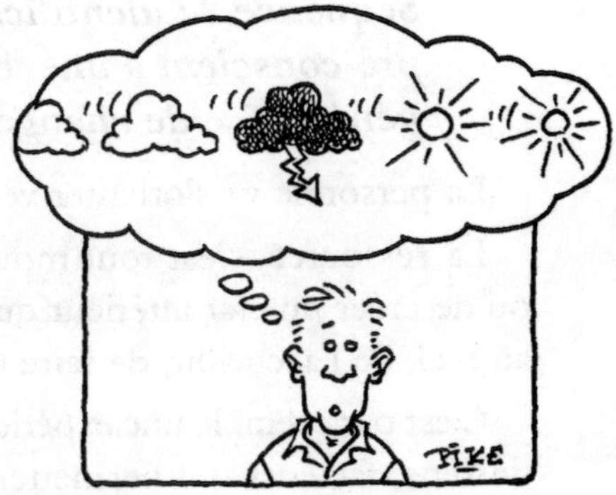


L'étape consiste à prendre contact avec la difficulté réelle qui maintient la souffrance, à l'identifier. Ce qui veut dire aussi que le sujet est amené à vivre, à sentir ou plus exactement ressentir la **situation problème**.

Bien souvent dans nos vies, nous préférons éviter cette première phase qui est inconfortable. Se retrouver dans une difficulté, un drame, est forcément ressenti de façon désagréable.

Deux cas de figures sont possibles :

- L'évocation de la situation problème ne crée plus de gêne. Il y a à cela au moins 3 raisons :

  - Soit je suis coupé du ressenti.

  - Soit je ne suis pas sur l'instant du problème.

  - Soit le problème a déjà été réglé : ce n'est plus un conflit !

- L'évocation de la situation problème crée une résistance, une peur de retrouver ses émotions. Auquel cas il est possible de proposer au sujet un artifice technique en lui disant par exemple : « Vous êtes sur le point de retrouver, de revivre une situation qui fut plus ou moins désagréable ; vous pouvez le faire **en toute sécurité**, car vous revivrez la situation, vous la ressentirez, mais elle ne se déroulera pas véritablement à nouveau. C'est comme un film que vous voyez ; il se passe des choses difficiles sur l'écran mais en réalité vous êtes confortablement installé dans un fauteuil. Maintenant qu'une partie de vous est en sécurité, une autre partie peut **s'autoriser** à re-expérimenter de façon nouvelle cette expérience. »

L'autorisation, la permission, est en rapport avec l'autorité (et le père) : l'autorité juste conduit à la sécurité et à la confiance. Ici il s'agit de retrouver de l'autorité – du pouvoir – sur soi.

### *Séquence 2 : identification et contact conscient ou pré-conscient à une 'bonne' ressource, une solution génératrice de changement réel*

La personne va s'orienter vers la ressource, vers sa solution.

La ressource, c'est tout moyen permettant d'accéder, de faciliter ou de créer un état intérieur qui va nous permettre de nous adapter au réel, de l'accueillir, de faire un changement, de vivre la vie.

C'est par exemple une expérience positive, un modèle, un recadrage de sens, facteurs qui permettent de mettre ou remettre du mouvement, de la souplesse. Ce sont aussi les métaphores, les dessins, les histoires... C'est tout élément facilitateur dans quelque domaine que ce soit.

Ici il y a deux parties :
- identifier la ressource (la retrouver, ou la créer, l'inventer),
- prendre contact avec celle-ci.

Bien souvent nous avons connaissance de la ressource avant que le problème n'apparaisse. Ce qui nous fait proposer au sujet de prendre contact avec la ressource avant de prendre contact avec le problème. La réponse précède la question, si nous y sommes attentifs, et la question, le problème, vient valider cette ressource antérieure, lui donner sens, force et valeur.

#### Exercice de la réponse sans question

Nous avons proposé à des stagiaires de demander à leur inconscient, avant de s'endormir, une réponse, une solution... !

Le 1er stagiaire a réagi en disant : « Mais la réponse à quoi ? ». Nous lui avons précisé : « Ton inconscient connaît les réponses dont il a besoin ! » Et puis : « Il te donnera peut-être aussi la question ! Sans que tu aies besoin de poser le problème. Il est très intéressant de commencer par les réponses ! » Ainsi nous démarrons parfois par la séquence N° 2.

C'est sécurisant d'avoir la réponse avant la question. Les stagiaires ont fait cet exercice. Et la plupart – les 2/3 – ont eu un rêve, comme une perle, un trésor. Par contraste, on peut savoir finalement quel était le problème qu'ils se cachaient à eux-mêmes. En effet, certaines personnes ont découvert la réponse : « Tu es quelqu'un de bien ! ». Jamais, ils ne s'étaient avoué ne pas s'aimer. La réponse trouvée, la clé, ils ont pu s'avouer : « Effectivement, je me reproche beaucoup de choses et j'ai peu d'estime de moi. »

Cet exercice est quelque chose qui peut être guérissant. C'est un outil très ouvert. Vous pouvez utiliser une planche à dessin et faire des schémas, croquis, dessins. Cela aura la même efficacité. L'idée, impressionnante d'utilité, est d'utiliser dans la thérapie toute chose puisque l'inconscient utilise lui-même toute chose, en permanence ! Il s'exprime sans cesse à travers nos gestes, nos vêtements, nos dessins, nos métiers, nos adjectifs ou nos maladies.

### *Séquence 3 : Expérimenter l'un par rapport à l'autre*

C'est la *fameuse* rencontre du « perçu comme problème » et du « perçu comme ressource ».

C'est ici que l'expérience prend son sens et sa valeur, en mettant en contact les deux ingrédients : le problème et la possible solution du problème.

### *Séquence 4 : Résultat de l'expérience, ré-organisation de la psyché*

• *Quand cette perle était avec moi, j'étais rempli de joie, agité comme la vague par le souffle de mon propre être, bouleversé comme le tonnerre. J'ai dit le secret de la mer et pareil aux nuages assoiffés, j'ai dormi sur le rivage.*[1]

Souvent, c'est dans cette phase qu'apparaît une émotion, une extériorisation, la manifestation d'un changement intérieur. Il y a plus de deux mille ans, Hippocrate écrivait : « **Dans une consultation, si le sujet n'a pas ri ou pleuré, il ne s'est rien passé ;**

1. Texte de Maître Soufi Jalaluddin Rumi librement adapté par les auteurs.

**la médecine c'est un art !** » Et l'évolution – j'ai du mal à dire la guérison – ce changement, respecte les critères de la personne. À l'intérieur de ses valeurs se produit un ré-agencement de celles-ci.

Le changement apparaît dans cette 4e séquence. C'est l'aboutissement de cette confrontation qui produit du nouveau dans la personne. À travers une expérience, à travers un changement, se produit une évolution. Quelquefois il se passe quelque chose, quelquefois il ne se passe rien ou presque, le plus souvent ce qui arrive est inattendu... c'est l'émerveillement (de la CLÉ).

Ce modèle, très simple, voire simpliste, peut représenter notre conclusion jusqu'à la prochaine expérience. Le moment de la guérison c'est cela.

L'instant de la guérison se produit lorsqu'il y a l'expérience de la confrontation des données problèmes et des données ressources...

Et si rien ne se passe, nous cherchons les résistances, leur utilité, les blocages, leur lieu, comme par exemple la peur d'être bloqué.

## La peur d'être bloqué

Une résistance au changement peut naître de la peur de rester coincé dans une étape, quelle qu'elle soit. Tant qu'il y a blocage, il y a non-évolution, il n'y a un refus de nouvelles expériences.

### *Être bloqué dans la phase 0 : « Je refuse de prendre contact avec le problème »*

Exemple : Un patient a une tumeur du pancréas. Je lui demande pourquoi il vient. Il me répond qu'il avait envie de me rencontrer. Il a vu un autre psycho-bio-thérapeute, un médecin. Et ils ont trouvé tous les conflits. Tout va bien. Il avait juste envie de me voir. Je lui dis que l'objectif est atteint et je lui dis au revoir. Il me dit qu'il veut rester car il veut que je lui confirme que tout est guéri. Donc, l'objectif c'est la confirmation, je déduis qu'il a un grand doute.

Le problème dissimulé dans son besoin de certitude total, c'est le doute. Et si l'on est dans le doute, on n'est pas totalement en sécurité ! Sans sécurité la bascule est difficile.

Je crois qu'il est en danger parce qu'il est dans la phase 0, de déni. C'est-à-dire qu'il ne va même pas en phase 1, de stress, qui est d'identifier le problème. Il n'a pas de problème, non, aucun problème ! Il ne veut pas avoir de problèmes ! Il nie le problème ! Le thérapeute trouve le choc, les conflits programmants, les déclenchants, les ressentis, les prédicats. Tout a été exprimé, mais cela n'a aucune valeur pour lui car il n'a pas de problème !

Il a peut-être peur, celle d'aller en phase 1 et d'y rester. Cela accroît le problème. Le sujet peut être verrouillé dans cette peur.

Le sujet a inventé une solution. Il est en phase 2 bis mais il a choisi d'inventer cette solution sans l'expérimenter, sans la confronter à la situation problème. Il est bloqué. Il veut être en guérison et dit : « J'ai décidé de faire un voyage. J'ai décidé de dépasser le problème, de penser à autre chose. » Il envisage des ressources. Mais pour quels problèmes ? Puisqu'il ne veut pas être en contact avec le problème. Il est orienté vers une solution qu'il met en place, mais qui n'est pas efficace car c'est **une clé sans serrure**. Imaginez quelqu'un se promenant avec des dizaines de trousseaux de clés ! C'est encombrant et inutile si vous n'envisagez pas la possibilité de rencontrer une serrure. Il n'y a pas de confrontation entre deux aspects. Il n'y a pas d'expérience. C'est un jus de fruit sans soif. Il n'y a pas d'expérience du problème, en conséquence de quoi il ne peut pas y avoir de confrontation !

Souvent l'humain préfère rester dans le mental ou la maladie plutôt que de faire l'expérience ; il choisit de tourner en rond.

C'est le cas de certaines maladies mentales ou physiques comme de certaines personnes atteintes de scléroses en plaques. Le sujet préfère rester sclérosé, se bloquer plutôt que de ressentir, et il tourne en rond dans le mental. Il n'en sort pas. Ce type de sujet mentalise. Quand vous lui demandez ce qu'il ressent, il répond : « Je pense que cela a le goût de la fraise ! Je pense que j'ai mal au pied... ! » Il pense mais ne ressent rien... Il économise. Cela lui plaît de penser qu'il panse sa panse ou sa plaie. Mais quelle plaie que de penser sans cesse... !

Ce fonctionnement peut être décrit comme une spirale qui n'a pas de fin.

### *Être bloqué dans la 1re séquence*

Si la personne reste coincée dans son problème, dans sa souffrance, c'est effroyable pour elle, c'est insupportable.

Le danger potentiel est de mettre les gens en phase 1 et de les y laisser. On accroît le problème.

Le sujet se met face à son problème et y reste pendant des mois ou des années ; certains disent qu'ils le ruminent !

### *Être bloqué dans la 2e séquence*

Ensuite, la personne peut être orientée vers une solution. Elle connaît la solution mais ne l'expérimente pas ; elle peut rester dans cette solution sans faire de confrontation. Elle peut y rester coincée durant toute une vie. C'est aussi un blocage, qui est d'être en permanence en vacances. Elle va être dans des loisirs, dans des non-contraintes. C'est un piège. Il n'y a rien de guéri, rien de traité. Il n'y a pas eu d'évolution, pas d'expérience, pas de confrontation à la réalité.

La personne coincée dans la phase 2 bis est extérieure, dissociée des problèmes ; ce qui lui permet d'éviter la confrontation entre problème et solution.

### *Être bloqué dans la 3e séquence*

Une personne peut rester toute une vie dans une confrontation qui est de faire affronter en elle, ou en dehors d'elle, des problèmes et des solutions. Mais des solutions inadaptées au problème : il n'y a pas de cohérence !

« Vous êtes dépressive, buvez un jus d'orange, ou faites un enfant ! »

« Tu es licencié ! Ce n'est pas grave, tant qu'on a la santé ! »

« Elle te trompe et tu l'aimes, prends-en une autre !... »

« Vous avez été amputé du bras, vous pouvez jouer à la marelle ! »

À ce titre, ce type de personne peut devenir assistante sociale, thérapeute, infirmière, policier, prêtre ou juge, ou avocat, ou autre, dans une forme de relation d'aide.

## Sous-ensembles des 4 séquences

Nous avons schématisé cette description qui peut être fluide. On peut imaginer que les séquences se superposent. Voici quelques possibilités de déclinaisons (et cette liste n'est pas exhaustive).

### *Phase 0 : Le déni*

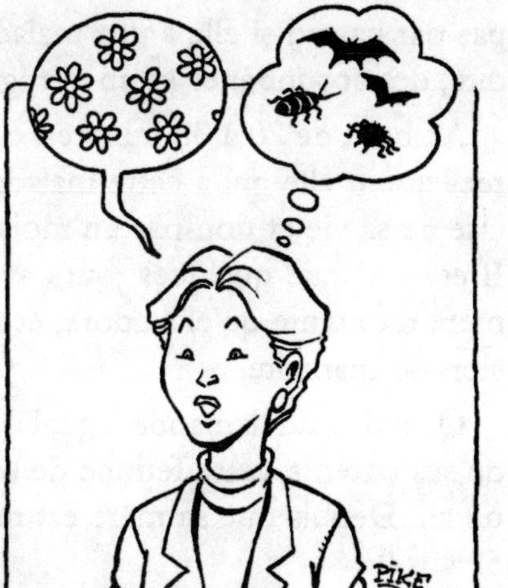


Exemple : c'est la 1re fois que je vois Me X. Voilà comment se passe le début de l'entretien.

Elle dit : « Ma fille m'a parlé de vous donc je suis là ! J'ai une maladie de Ménière[1], et tous les spécialistes m'ont dit qu'il n'y avait rien à faire. »

Je lui demande : « Est-ce que vous avez une idée de ce qui s'est passé dans votre vie auparavant ? »

Elle propose : « La maladie de Ménière vient toujours par hasard et reste toute la vie. Je sais que c'est une époque où il faisait très froid.

1. La maladie de Ménière est l'association de trois types de symptômes : la baisse de l'audition qui suit des acouphènes et un vertige rotatoire.

Je n'avais pas de chapeau ! J'ai attrapé froid sur les oreilles. Ça doit venir de là !

— Votre fille vous a-t-elle dit comment je vois les choses ?

— Le docteur m'a donné tel traitement !

— Savez-vous que l'être humain a des émotions, qui transitent également par nos cellules ?

— Bien sûr je fais attention de prendre mon traitement pour ne pas que ça empire. Et d'ailleurs, par moments, ça va un petit peu mieux ! »

Rien ne peut se passer à ce niveau de la rencontre. C'est un cas relativement fréquent.

Elle est, comme bien des patients, dans un niveau de compréhension et de solution qui est en surface et qui ne peut pas guérir en profondeur car il n'aborde pas le fond du problème.

Pendant 20 minutes cette femme a du mal à m'entendre ; ce n'est pas par hasard si elle a une maladie de Ménière qui associe une surdité, des acouphènes et un vertige rotatoire.

Au bout de 20 à 30 minutes, elle entend, elle comprend, que c'est réellement elle qui a cette maladie qui est venue à une époque précise de sa vie et non pas un mois, ou 10 ans avant ou 10 ans après ! Il est vrai que quelques jours avant son apparition, elle a gardé sa mère mourante qu'elle adore, et avec laquelle elle était restée en fusion permanente.

Quand je lui demande à quel âge elle a eu son autonomie vis-à-vis de ses parents, cette femme de 60 ans me dit que ça fait à peu près un an. Depuis que sa mère est morte. Elle est devenue autonome à 59 ans ![1]

1. Cf. les cycles biologiques décrits par Marc Fréchet – le cycle d'indépendance.

### *Séquence 1 : Insatisfaction*

Cette femme précise son vécu précédant les symptômes :

Elle adore sa mère, laquelle est malade, vieillissante. Elle l'accueille chez elle, lui donne son lit. Ce fonctionnement ressemble à un œdipe, c'est une fusion très forte à la mère. La femme dort avec son mari dans le salon pendant plusieurs semaines. Et sa mère l'appelle 4 fois par nuit d'une voix aiguë, **insupportable**. Elle aimerait tellement **entendre** la voix douce de jadis... de laquelle elle est séparée à tout jamais, se dit-elle ! Alors de quoi va être fait **l'avenir** ?

**Le sens biologique de l'acouphène** : Ce bruit nous relie au passé (la voix de sa mère) par le son (l'acouphène aigu, grave, ou médium, selon le bruit perdu), car le silence est insupportable !

**Le sens biologique de l'hypo-acousie** : Je n'en crois pas mes oreilles (les appels criants), c'est insupportable à entendre (les plaintes).

**Le sens biologique du vertige** :

1- Je ne sais plus où donner de la tête ; je ne sais plus quelle est la bonne direction (mon lit ou ma mère, ma mère ou moi).

2- De quoi sera fait l'avenir ? Je suis obligée d'avancer, je ne peux pas demeurer sur place, mais face à moi c'est le néant, le vide...

Elle ne supporte plus d'entendre cette voix, mais se le reproche. Elle se sent coupable d'être fatiguée (elle continue à travailler la journée). Elle n'a parlé de cela à personne. Elle me le dit avec beaucoup d'émotion, de larmes. Elle est donc en 1re phase, en phase de stress.

Mais il a fallu se « battre » ! Comme nous l'avons dit, notre protection psychologique et biologique fait que nous n'allons pas là où ça fait mal. Le thérapeute est celui qui va emmener son patient là où ça fait mal. Il peut le faire de manière hypnotique ou consciente. Parfois la manière douce est la plus adaptée, parfois au contraire ce contact peut paraître plus percutant[1]. Chaque cas sera différent.

Il n'y a pas besoin de se répandre durant des années, un instant suffit.

1. Cf. *La thérapie provocatrice* en bibliographie.

Ici, le fait d'en parler élimine d'emblée la possibilité de rester prisonnier dans la 1re séquence !

**La 1re séquence, c'est la liste des maladies de stress, la liste de tous les conflits actifs.**

C'est : « J'accepte d'être en contact avec le problème ». C'est un passage *obligé*. Sinon nous sommes dans le déni... ou trop tôt dans une illusion de guérison qui n'est pas adaptée au problème. Il en est de même pour cet homme qui, à mon sens, n'est pas guéri de son conflit familial lorsqu'il dit : « J'ai décidé de prendre de la distance vis-à-vis de mes problèmes familiaux, de prendre l'avion et de partir. »

Proverbe thérapeutique : « Aussi loin que je veuille me fuir, aussi loin je serai rattrapé par mon ombre[1] ! »

Rappelez-vous, le but de la maladie est de résoudre le problème en court-circuitant le conscient, de rendre le problème inconscient, donc d'arrêter la souffrance, de ne pas remettre en contact avec ce qui perturbe.

Nous autres, thérapeutes, nous « embêtons » le patient en voulant le mettre en contact avec la 1re séquence. Nous sommes les *méchants*, ceux qui dérangent tout ce qui semblait en ordre. Et les patients semblent parfois nous dire : « Parlez-moi de tout, sauf de mon problème. Je préfère vous parler de ma maladie. J'ai une entorse à la cheville ! Je souffre ! J'ai mal ! J'ai de l'œdème ! Je prends des médicaments ! N'est-ce pas qu'il faut prendre des médicaments ?! »

On leur demande : « Quel est le changement dans votre vie ? »

Ils répondent : « J'ai une entorse à la cheville ! »

En insistant par : « Quelle direction voulez-vous prendre », la réponse est la même : « J'ai une entorse !!! »

Il s'agit de passer du niveau du symptôme au niveau du problème. Si vous restez sur le symptôme vous n'êtes pas en contact avec le problème.

1. L'ombre est notre côté obscur, celui qui naturellement nous dérange.

### *Séquence 2 : Dissolution, évolution*

Ensuite, le patient va passer en quête de ressources. Le fait d'en avoir parlé, d'avoir pleuré, a été à quelque endroit une ressource. Oui ! Être entendu, ne pas être jugé, être tout simplement accueilli d'une façon inconditionnelle, tout cela fait sortir de l'isolement et devient souvent le début du travail de guérison.

Parler simplement d'un poids, d'un secret, d'une souffrance, d'une incompréhension..., en parler ou en avoir pris conscience permet de se sentir mieux, et parfois même suffit à guérir.

Parler met du mouvement, déplace de l'énergie, c'est déjà un changement d'état, une pichenette. L'état antérieur pouvait correspondre à la croyance : « Jamais je ne pourrais en parler » ou « En parler me serait insupportable » ou encore « Je n'intéresse personne ; je sens bien que je dérange tout le temps tout le monde ». L'expérience change cette limite.

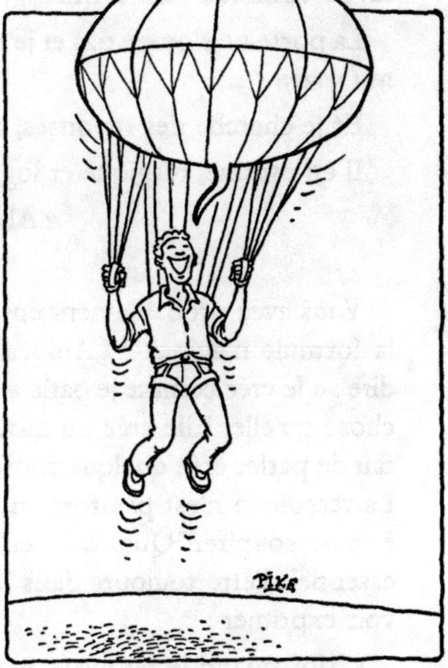


Certaines guérisons surviennent uniquement par le fait d'avoir pu dire quelque chose à un ami, ou à un professionnel de la relation, ou à la boulangère.

Cet homme, cette femme a osé parler d'elle. Le changement consiste pour elle à accepter de se confronter à la réalité. C'est ça son changement.

Alors, quel était le problème de cette femme atteinte de la maladie de Ménière ? Le problème était-il :

- D'avoir été gênée par sa mère ?

- De se croire une mauvaise fille ?
- De n'avoir pas pu en parler, puisque c'est le fait d'en parler qui fait qu'elle va mieux.
- ...

L'un a pu être le verrou de l'autre.

Nous pourrions comparer beaucoup de situations bloquées à une porte qui ne peut s'ouvrir, se mouvoir, avoir du champ libre. Est-ce un verrou ou plusieurs, qui empêchent la porte de s'ouvrir ? Je suis de l'autre côté de la porte, je ne sais pas combien de verrous, de pênes, de loquets bloquent ; je ne peux que crocheter les serrures sans savoir combien sont fermées, jusqu'à ce que l'huis s'écarte.

La porte ne s'ouvre pas et je me pose la question : *« N'y a-t-il qu'un seul verrou ? »*.

Et je cherche des réponses, des ressources.

Il en est une, magique et logique :

**« Abracadabra »**

Vous avez probablement entendu un jour un magicien prononcer la formule magique : « Abracadabra ». C'est de l'hébreu. Cela veut dire : « Je crée comme je parle ». Ma parole est créatrice, elle crée autre chose qu'elle. Elle crée un mouvement. Elle crée une ressource. Le fait de parler crée quelque chose. Verbaliser c'est déjà une ressource. La ressource n'est pas forcément complète. Parfois la ressource va être de soupirer. Quoi qu'il en soit, le langage crée la réalité. Il est essentiel d'être toujours dans la vérité du réel. C'est-à-dire de pouvoir exprimer :

« Moi, quand je retourne au moment où ... , je ressens : ... ! »

### *Une ressource universelle : le contact*

Le contact : la parole – l'amour – le divin.

Au fond, n'y a-t-il pas une ressource universelle qui est de créer du contact ? On peut être tenté de croire que c'est d'être en contact qui amène le changement, contact avec :

- ma confiance,
- ma force,
- mon courage,
- mes ressources,
- la ressource d'apprendre de nouvelles ressources,
- moi.

Et la ressource fondamentale n'est-elle pas de *savoir* créer du contact ?

Il s'agit des contacts physiques, affectifs, émotionnels, psychologiques, spirituels, naturels, biologiques, cutanéo-muqueux... *« On est touché par une attention, on est touché par la grâce, on est touché par l'autre sexe... »* Le contact est un outil universel qui peut être ressource lui-même ou être le catalyseur pour arriver à d'autres ressources. Parfois le contact va suffire. Parfois le contact va amener à autre chose. Il a un caractère universel, mais à lui seul il n'est pas forcément suffisant.

L'homme est par essence un être social. Dans le ventre de sa mère, le bébé est en contact avec cette dernière. Souvent – surprise – à sa sortie, il est en contact avec le sein de sa mère : c'est la première fois qu'il est deux ! C'est la première étape sociale : la prise de contact avec un autre humain.

Pour certaines personnes, il existe aussi un contact avec le divin. La prise de conscience de la Vie permet d'accéder à l'Être ; et peut-être quand nous aurons accédé à l'Être, pourrons-nous envisager de devenir l'ami et le messager des anges. Un sage a proposé : *« Ne cherchez pas Dieu, laissez-le vous trouver... car c'est Lui qui vous cherche ! ».*

La notion d'homme seul ne peut se *concevoir*. Un homme sans autre humain – et sans le sacré – n'est plus un homme. La notion d'espèce inclut déjà la multiplicité.

Cela nous renvoie à la définition du Bio-choc : le Bio-choc a été vécu dans l'isolement. Le contact avec les autres, avec moi-même, avec l'amour que j'ai pour moi, – avec le divin – a été coupé !

### *Une autre ressource ; la créativité*

Nous vous invitons à créer des outils, des scénarios, des opportunités permettant de réaliser les quatre étapes que nous avons proposées. Rappelez-vous que la solution se doit d'être cohérente avec la réalité et avec la nature de l'intéressé.

Dans le cas contraire, voici **l'histoire de la mauvaise solution** car elle néglige le problème de fond :

Une femme a une maladie du col de l'utérus. Ce qui est le plus difficile dans sa vie, c'est d'avoir des relations sexuelles **avec** un préservatif. Elle se sent séparée de son mari à cause de cette membrane de caoutchouc. Le thérapeute lui propose une solution pratique : « N'en utilisez plus ! ». Il propose cela comme ressource. Sur quoi cette femme répond : « Mais à ce moment-là, je prends le risque d'avoir des enfants alors que je n'en veux pas. Je ne veux plus de cette contrainte. J'en ai déjà deux ». Sur quoi, l'homme de renchérir : « Mais c'est très bien les enfants. Si vous en avez 3, 4 ou 5, ça met de la vie dans la maison ». Suite à quoi, la femme ne répond plus, elle n'argumente plus, elle se tait et partira poliment sans jamais revenir...

Dans cet exemple, qu'est-ce qui est juste ? Il s'agit à l'évidence d'une double contrainte.

- Soit cette femme utilise des préservatifs, elle évite ainsi les grossesses mais elle se sent séparée de son mari.
- Soit cette femme n'utilise pas de préservatifs, pas de caoutchouc, elle peut être enceinte... et sera séparée du mari à cause du bébé.

Ici le thérapeute a argumenté sur l'aspect « pas de préservatif » ; il aurait pu argumenter sur « maintenant continuez et dépassez le conflit ! » Il aurait pu développer les deux côtés de la double contrainte et argumenter sur les deux aspects. Dans tous les cas, ce n'est pas une solution. C'est une **confrontation des deux aspects de la double contrainte,** de deux problèmes : « Soit vous restez malheureuse, soit vous devenez malheureuse. »

En fait, le thérapeute est resté au niveau du problème et il y a fort à parier que cette femme a déjà envisagé mentalement de nombreuses solutions pratiques sans succès. Le thérapeute aurait pu proposer d'autres types de solution pratique : « Renoncez à toute sexualité avec un homme ! Faites-vous stériliser ! etc. »

Le vrai problème est à un autre niveau qui est resté caché.

La proposition d'une solution pratique est une mauvaise solution parce qu'elle n'agit pas au niveau du problème qui, pour le moment, n'a pas encore été trouvé. Il y a d'autres femmes qui ont un mari qui met des préservatifs et qui le vivent différemment. Le problème n'est pas le préservatif. Quel est-il ? Je n'en sais rien ! Je ne peux pas et je ne veux pas proposer de ressource à un problème qui n'a pas été identifié !

Si quelqu'un vient parce qu'il a le teint un peu blanc, lui direz-vous :
- de boire des jus d'orange,
- de mettre de la peinture rouge sur son visage,
- de se faire transfuser,
- de se faire valoriser au sein de sa famille,
- ou quoi d'autre encore !?

Le problème est-il le teint pâle, ou autre chose qui se cache derrière ?

Quel est le problème ? Quel problème réel est caché par le problème de surface ? Quelle question est cachée par une autre question ?

Peut-on faire l'économie d'une vraie 1re séquence ? Peut-on aller directement en phase 2 puis 3 en ignorant peu ou prou la phase 1 ? Non. Cette phase 2 est orientée vers une solution ; elle doit réellement être une solution pour le patient, pas pour le thérapeute.

Dans l'exemple ci-dessus, il faut savoir que ce thérapeute n'a pas d'enfant... Il aurait pu avoir d'autres problèmes, mais le fait est qu'il n'a pas d'enfant. Et peut-être qu'il en veut et qu'il ne peut en avoir. Il ne s'est jamais confronté à ce problème. Il n'en a aucune expérience.

Pour cette phase 2, qu'est-ce qu'une solution ? Qu'est-ce qu'une ressource ? Nous avons évoqué précédemment que le principe de la ressource peut être d'exprimer, de créer du lien, de la relation de façon verbale ou non verbale.

Cette solution, de toutes les façons, doit couvrir la totalité du problème et non pas un seul morceau du problème. Cela veut dire que :

- Elle doit venir du patient (c'est lui qui la crée), c'est SA ressource. *« Mettre le fardeau de la responsabilité de la guérison sur le dos du patient. »*[1]
- Elle doit être satisfaisante à 100% pour l'inconscient du patient, et cela vis-à-vis de **l'origine** de ce problème-là.
- Elle doit être sous son contrôle, accessible et sans inconvénient.

Sinon le thérapeute pourra proposer à cette femme de devenir homosexuelle !, de couper les testicules de son partenaire !!, de prendre un jus d'orange très frais à la place de tout acte sexuel !!! Toutes solutions très intéressantes, très efficaces – pour ne pas être enceinte – mais qui ne conviendront probablement pas à l'intéressée.

Ce qui est solution a un caractère personnel et presque toujours unique.

Il me semble que dans cette solution personnelle – je le dis avec prudence – il y a toujours un élément de surprise. Pour l'intéressé cela sera une découverte, une nouveauté !

C'est un truc auquel il n'avait jamais pensé. Je ne dis pas que c'est étranger mais étrange. Il n'a pas expérimenté cette ressource dans cette utilisation. Parfois, elle est nouvelle, parfois c'est le sens donné qui est nouveau. Il y a quelque chose de l'ordre de la surprise et de la découverte, de l'étonnement, voire de **l'Émerveillement**. Cette découverte a un côté soudain. C'est l'équivalent de la personne qui ouvre son portefeuille pour payer son pain et découvre une quinzaine de billets de 500 euros. C'est inattendu, aigu, mais pas dramatique, plutôt soulageant. Parfois le thérapeute est émerveillé alors que l'intéressé trouve cela banal. Ou c'est un émerveillement pour le patient, l'inverse d'un drame, d'un choc.

1. Milton Erickson.

### *Séquence 3 : La confrontation du problème et de la solution à un ou plusieurs niveaux, en un instant ou en plusieurs temps*

Ayant la ressource juste, ne sommes-nous pas immédiatement dans la 3e séquence ? Dans la confrontation de la ressource avec le problème ? Très souvent on télescope rapidement les deux phases. Ce qui permet de ne pas y rester prisonnier.

C'est un moment de rencontre très important. Les deux parties font connaissance, s'ignorent, se découvrent, se négligent, se snobent, se critiquent, se jalousent, se haïssent, cherchent à se détruire, sentent les buts communs, s'harmonisent, s'aiment..., s'apaisent, s'unifient.

Au thérapeute d'en être le jardinier respectueux, le témoin discret, le serviteur.

C'est là le moment délicat de la thérapie, la respiration du patient est parfois difficile, des tensions se lisent sur tout le corps. Le thérapeute soutient, encourage et valorise tout ce qui se passe jusqu'au dénouement heureux. Il confirme la transformation.

Tout cela ressemble au protocole de la désactivation d'ancres en PNL[1].

Je suis dans un espace-problème, on ancre le problème. Puis dans un espace-solution, j'ancre la solution. Ensuite je stimule les deux ! Deux choses ne peuvent pas être au même endroit, au même moment : un problème et une solution. Il va y avoir quelque chose de nouveau.

C'est une surprise, une bonne surprise qui libère et soulage.

Une **C**onnexion.

Une **L**ibération.

Un **É**merveillement.

1. Programmation Neuro-Linguistique.

À cet instant il y a coïncidence avec tous les niveaux de l'être, tant avec les valeurs inconscientes profondes qu'avec l'esprit. C'est une alchimie au sein du malade. Elle va se passer à plusieurs niveaux en même temps ou successivement.

C'est comme si, suite à la confrontation initiale entre problème et ressource, ce premier niveau de changement amenait à une nouvelle confrontation et à un deuxième niveau de changement, et ainsi de suite. Cela ressemble à une réaction en chaîne. Ainsi une confrontation *insignifiante* peut changer une petite chose ou avoir des répercussions sur plusieurs niveaux comme une boule de neige qui est très petite au départ et qui finit en avalanche. Par une expérience, plusieurs niveaux peuvent changer à l'intérieur du sujet.

C'est le test de vérification, de validation, de satisfaction de tous les étages de l'être.

On peut imaginer un schéma comme un jeu, avec des tenons et mortaises : est-ce que le problème vient stimuler et s'adapter ? Ou est-ce qu'il vient en violence, agresser une partie des mortaises en face ? Ou, au contraire permettre un contact ? Est-ce que tout est satisfait, comblé, avec surprise ? Peut-être que cela vient satisfaire quelque chose qui était moins important ? Ou plus ?

Le ressenti fréquent est satisfaction et **libération**.

La libération vient après l'impression d'avoir été emprisonné, contraint.

La confrontation du problème et de la solution à un ou plusieurs niveaux peut manifester un résultat immédiat ou en différé.

Parfois, c'est comme si l'inconscient avait déjà réglé le problème alors que le conscient traînait. Ou comme si une partie de l'inconscient traînait, empêchant une intégration totale du résultat de l'expérience.

***Séquence 4 : Une nouveauté qui n'a jamais existé auparavant***

C'est l'expérimentation d'une nouveauté enrichissante.

Un instant aussi neuf qu'un nouveau-né ; alors pas de questions ni de sollicitation mentale de la part du thérapeute, le sujet ne pourrait pas répondre ou serait agressé. *« Silence ! on naît ! »*

Tout l'espace biologique n'est pas manifesté à la naissance ; certains de nos gènes attendent d'être stimulés pour s'exprimer (parfois ils attendent toute notre vie). Durant cette phase, pour Rossi, certains de nos gènes sont activés.

Cette phase permet une réorganisation de l'inconscient.

Elle permet un nouvel état, nouveau regard, nouvelle écoute, une *élèvolution.* De l'inédit. Il y a eu transformation puis intégration du problème et de la ressource pour créer quelque chose de nouveau qui va servir de référence positive dans le futur.

## Une « élévolution »

Le fait de vivre ces 4 phases veut dire que nous sommes dans un **mouvement**. On a remis du mouvement dans la chose. Passer d'une phase à l'autre met du mouvement. Mais le fait d'y rester, indique qu'il n'y a pas de mouvement. La guérison nécessite le passage de 1 à 2, de 2 à 3, de 3 à 4 ; cela manifeste que le sujet a de l'énergie, de l'élan. C'est pour cela que quand nous écrivons changement d'état, ce qui nous intéresse, ce n'est pas le mot état, c'est le mot changement. Évolution. Évolution commence par Ève. Dans le mot (et le verbe) élève, il y a également Ève à l'intérieur. Être vivant c'est peut être accepter de vivre une ***élèvolution.***

Dans la *Bible*, l'Expérience de l'humain commence avec la création d'Ève. Au départ, Adam est seul ; il est à la fois masculin et féminin, conscient et inconscient, cerveau droit et cerveau gauche. Ensuite Il fait apparaître à côté de lui Ève (en hébreu *tsela* est à la fois la côte et le côté). L'être humain est double : féminin et masculin, intérieur et extérieur, conscient et inconscient...

Sur le plan métaphorique Ève et Adam sont à l'intérieur de l'Adam Primaire. Ils sont confondus et ni l'un ni l'autre ne sont visibles. Par l'action de la dualité (le serpent), sont crées Isch (le masculin) et Ischa (le féminin), ou l'*animus* et l'*anima* selon d'autres cultures. Ils apparaissent en étant l'un à côté de l'autre. Ensuite, l'être incarné, masculin ou féminin, passera une grande partie de son activité à expérimenter le féminin, le masculin, la dualité, pour retrouver l'unité enrichie de l'expérience et du souvenir de la dualité.

Dans notre expérience il apparaît que, le plus souvent, *le féminin précède le masculin* dans la création. C'est le féminin (le projet) qui permet la réalisation du masculin (le jet).

### *Le déplacement de l'inconscient*

C'est le déplacement de l'inconscient qui devient un acte thérapeutique. Il existait de manière implicite chez Adam un sous-élément qui apparaît grâce à ce déplacement. Cette Évolution passe par l'Ovulation qui pourrait être vue comme le passage de l'état de projet à l'état de jet[1].

Le problème est à un niveau. La guérison naît de ce mouvement et permet le passage à un autre niveau.

D'une manière concrète, cela peut être par le discours, la visualisation, l'acte symbolique, des ancrages au sol, la ligne de temps ou tout un autre matériel. Cela consiste simplement à donner un autre espace d'expression à l'inconscient-problème et à l'inconscient-solution, puis à donner un espace à la rencontre entre les deux.

Cet acte de thérapie peut être complètement inconscient. Quand nous disons : « Couchez-vous et demandez à votre inconscient le problème et les ressources dans la nuit », c'est exactement cette idée-là. La nuit porte conseils... à condition que vous les lui demandiez !

1. Voir le projet et le sens de Marc Frechet.

C'est un modèle très simple. Nous le proposons en terme de conclusion, de bouquet final. C'est l'aboutissement de ce livre. Le moment de la guérison n'est que cela. L'instant de la guérison, c'est l'instant de confrontation entre données-problèmes et données-ressources.

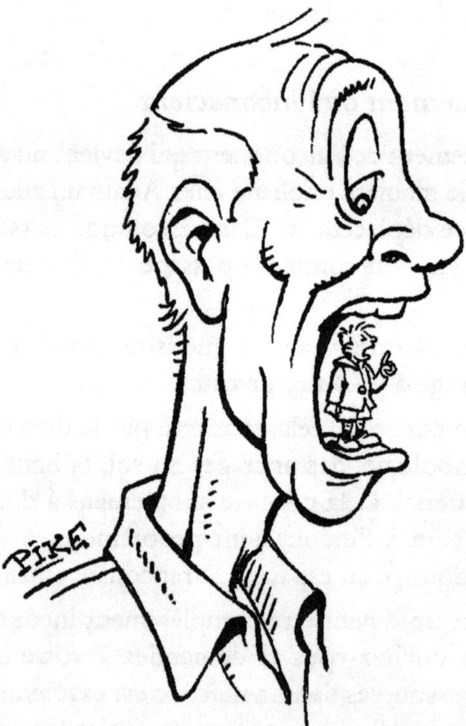

# CONCLUSION

## Protocole préventif

Nous pouvons imaginer une pré-solution.

« Je te donne une clé.

— À quoi sert-elle ?

— Je n'en sais rien. »

10 minutes plus tard :

« Veux-tu aller à la cave ?

— J'ai un problème pour ouvrir la porte. Ah ! mais j'ai une clé. J'ai la solution. »

Je découvrirai que c'est la solution quand je rencontrerai la difficulté. J'avais la solution mais je ne savais pas qu'elle était une solution. **Elle prend le nom de solution quand je suis confronté à la difficulté.**

Nous avons des problèmes qui sont des problèmes car nous n'avons pas accès aux ressources. Alors que si nous avons la **Clé,** le problème n'est plus un problème, juste une information, une expérience. On n'est pas emprisonné mais libre – puisque propriétaire d'une clé. On est libre d'utiliser ou de ne pas utiliser la clé !

Il est possible de démarrer la thérapie par l'acquisition de ressources, solutions, réponses qui prendront un sens lorsque nous serons confrontés à la difficulté.

Cette belle séquence est : « Dans l'avenir, quand je serai en contact avec une porte fermée, je prendrai l'habitude d'aller chercher la clé que j'ai mise dans ma poche inconsciemment ou consciemment dans les semaines, les mois précédents. » Cela peut devenir un protocole préventif qui est de donner des ressources avant le problème, puis s'ensuivra confrontation et guérison.

Le **protocole curatif** peut être : problème, solution, confrontation, guérison.

Le **protocole préventif** peut être : solution, problème, confrontation, évolution.

La possibilité en revient au fait qu'un ami t'a donné la clé avant tout problème. Quelqu'un qui a une intention et une conscience qui lui imposèrent de te donner la clé. C'est pour cette raison que ce protocole est préventif. Si je te donne une clé et que je te dis : « Je ne sais pas à quoi elle sert », j'ai probablement une intention consciente et inconsciente de te permettre de solutionner quelque chose.

Rien ne nous empêche dans notre vie d'aller chercher des clés qui nous serviront ou qui ne serviront pas. N'est-ce pas le propre de l'éducation ? C'est un de ses buts. Et un but qui échoue très souvent, puisqu'en tant que parent, lorsque nous disons à notre enfant : « Fais attention à ceci, parce que moi j'ai eu ce problème à ton âge », l'enfant n'en a cure parce qu'il n'a pas fait l'expérience du problème. Et c'est un message négatif. Il s'avère que cette séquence de prévention est le plus souvent refusée, rejetée. Elle est négative car elle oriente sur le fait qu'il peut y avoir des problèmes dans la vie future.

Nous pouvons présenter les choses en disant : « Je te donne des ressources, des clés juste pour le plaisir, avec l'intérêt en soi d'avoir des clés. Non pas pour les serrures, non pas pour les problèmes. La clé ne peut-elle devenir un but, un plaisir en soi, se suffire à elle-même ? »

Cette bombe anti-crevaison devrait me satisfaire dans l'instant. Peut-elle me satisfaire si je n'ai pas d'insatisfaction avant ? *A priori*, non !

La personne peut dire *oui* pour me faire plaisir. La satisfaction c'est de me faire plaisir. Mais ce n'est pas le but apparent de la bombe anti-crevaison. En effet, l'enfant parfois résout le problème passé de ses parents : ce peut être le temps où ses parents manquaient de nourriture ou avaient peur d'en manquer. En conséquence de quoi, papa et maman se donnent à travers l'enfant un copieux goûter... Ce n'est plus une clef pour l'enfant d'aujourd'hui et ses difficultés de demain, mais une clé pour régler mes souffrances passées !

Alors : donne la clé à quelqu'un d'autre que toi ! Mais pourquoi l'autre la prendrait s'il ne sait pas qu'il y a des portes fermées ?

Pour être plus fin, je peux dire : « Voilà une clé, je ne te dis pas à quoi elle sert ». Parfois l'intéressé ne la prend pas ; elle reste sur la table... Mais il sait où la retrouver. Il sait qu'elle existe.

## Retrouver l'unité : la loi de un

Si je crée du positif, je suis dans le double, positif et négatif – si je crée le bien, je suis dans la dualité, je suis en référence au mal. La solution c'est l'unité, la non-dualité.

La solution est de retrouver l'unité. Un moyen proposé ici est de sortir du cadre du jugement, du cadre du mental qui inspecte, analyse, justifie et juge chaque chose.

### *Sois franc avec toute la création*

Ne mens plus, ne te mens plus !
Ou ton corps souffrira,
il souffrira de ce décalage entre mensonge et vérité.
Si tu as mal, dis j'ai mal ! Si tu es triste, pleure !
Si tu es en colère, regarde en toi et écoute ce qui crie enchâssé de fébrile silence !

Si tu as peur, dis-le, ne te cache plus,
bat-toi, crie, cours, frappe, peins ou dessine, mais agis !
Agis toujours !
Au bout du compte seule ton expérience te sauvera.
Si tu mens avec autrui c'est à toi que tu mens,
tu te caches de toi, d'une part de toi,
d'une partie de souffrance, d'une partie de lumière.
Quitte la dualité, alité, pour faire ta demeure dans la non-dualité, éveillé.

• *Prière biologique : « Que ta voix soit accordée au diapason de ton cœur, qu'elle soit jour et nuit éloquente et joyeuse. Si ta voix est lasse, nous aussi à ce moment-là, le deviendrons. Que ta voix soit pareille à une flûte aux suaves mélodies... » et les cellules demandèrent à l'esprit et firent cette prière : « Que tes actes soient accordés au diapason de nos cœurs, de nos désirs, de notre sens et en santé tu vivras. »*[1]

## La réalité

M. Watzlawick à travers son ouvrage *La réalité de la réalité* pose cette question : « Qu'est-ce que la réalité ? ». Pour lui, la réalité, c'est toujours une construction mentale, une reconstruction. Nous pouvons pour comprendre cela utiliser la métaphore suivante :

Nous mangeons du cochon sans devenir un cochon ! Nous buvons du rhum ou du lait sans devenir rhum ou lait. Nous utilisons ces matériaux pour en faire du sang, de la lymphe. Nous détruisons (catabolisme) et reconstruisons (anabolisme). La réalité extérieure, les informations, vont passer par nos sas : oreilles, yeux, estomac, poumons, etc., elles traversent nos sas personnels qui vont les déstructurer et les restructurer. La réalité extérieure, alors, qu'est-elle devenue ? Moi !

1. Textes de Maître Soufi Jalaluddin Rumi librement adaptés par les auteurs.

Nous absorbons le monde extérieur qui devient notre monde intérieur. Il y a moi qui *digère* la réalité et la re-élabore. Précédemment, il y eut un système culturel qui l'a déjà fait pour moi, là où je suis né. Cela fait exister ma réalité. Si je ne prends pas en considération tout cela, je ne peux pas vivre. Il faut que je fasse attention, parce que je peux me cogner la tête dans un poteau !

On peut délirer, bien sûr. C'est le problème. En croyant voir la réalité au cours de la journée, aurais-je tendance à m'illusionner ? Ne délire-t-on pas en fait, toute la journée, en croyant voir la réalité ?

Peu importe, car cela fonctionne pour moi. Mais si vous trouvez un autre délire qui fonctionne mieux pour vous, utilisez-le. C'est comme si nous étions dans une reconstruction perpétuelle de la réalité.

Le thérapeute guide le patient dans sa propre reconstruction de la réalité la plus confortable et harmonieuse possible entre son esprit conscient et son esprit inconscient.

À ce titre, j'apprécie particulièrement ce poème hindou[1] mis en musique par Georges Moustaki :

*« L'animal fut une aide, l'animal est l'entrave*
*L'ego fut une aide, l'ego est l'entrave.*
*L'illusion fut une aide, l'illusion est l'entrave. »*

Nous pourrions rajouter :

*« La maladie fut une aide, la maladie est l'entrave.*
*L'analyse fut une aide, l'analyse est l'entrave.*
*La thérapie fut une aide, la thérapie est l'entrave.*
*La reconstruction de la réalité fut une aide, la reconstruction de la réalité est l'entrave... »*

Ce même paradoxe décrit la réalité biologique des articulations dont la fonction est d'être flexibles, souples. Elles permettent sans cesse de passer d'un état à l'autre. Si nous sommes rigides dans notre esprit, nous le devenons dans notre corps. L'arthrosique est bien souvent celui qui refuse le changement, qui refuse l'adaptation, qui résiste à l'évolution, qui veut retenir le passé.

Pourquoi se poser ces questions ?

C'est une proposition à rester ouvert à tous les possibles, à tous les systèmes d'interprétation, de guérison. Il y a énormément d'approches possibles. Nos ligaments, cartilages, notre flexibilité incluent un détachement qui vient de l'intérieur et n'est pas imposé de l'extérieur. Cela veut dire une autre relation au monde, donc à soi-même.

Si nous disons : « Cela fonctionne comme ça, donc c'est la réalité », quelle limite ! Quel orgueil ! Si vous, vous faites fonctionner autrement, vous aurez une autre réalité.

La réalité n'est pas à un seul niveau. L'accès à cette réalité est limité souvent par la peur. Dans la *Bible* il est écrit 365 fois : « N'aie pas peur ». Il nous est proposé implicitement de l'entendre chaque jour. Si la peur est en relation avec un danger réel comme les loups ou les tigres, elle peut permettre d'éviter la mort et de survivre. Si la peur est en relation avec une croyance limitante, elle est un verrou à l'évolution, au changement, à la guérison.

Nous ne disons pas que la réalité n'existe pas, nous parlons d'une relation directe à cette réalité, au-delà des mots et des limites des étiquettes...

• *Le discours est destiné à celui qui, pour concevoir quelque chose, a besoin de parole. Mais celui qui comprend sans parole, quel besoin a-t-il de discours ? Ces cieux et cette terre sont des paroles pour celui qui comprend. Ils ont eux-mêmes été engendrés par des paroles : sois !*

*Et cela fut !*

*Pour celui qui entend ce qu'on lui dit à voix basse, il n'a aucun besoin de vacarme, ni de cris.*[1]

Si nous restons dans la croyance que tout ce qui est écrit ici est vrai, nous restons prisonniers. C'est pour cela que nous disons et proposons :

1. Textes de Maître Soufi Jalaluddin Rumi librement adaptés par les auteurs.

*« Tout cela est mon expérience, elle peut apporter quelque chose, ou pas. En tous les cas, je me mets en dehors de la dite expérience et j'observe ce qu'elle m'apporte. »*

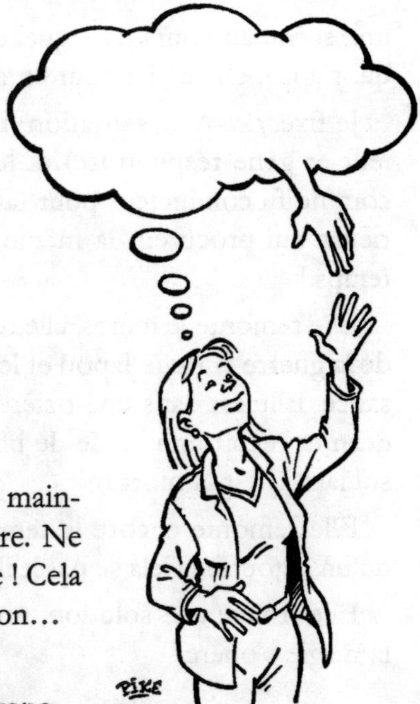


## Épilogue

Il est possible que vous soyez arrivé maintenant à la fin de la lecture de ce livre. Ne comptez pas sur nous pour le conclure ! Cela serait limitant, limitant pour l'Évolution…

Une jeune fille consulte : elle est myope…

Je remarque d'abord que le rail du temps est important pour elle.

Elle est déjà venue ; elle y fait référence, elle date.

Je remarque ensuite que mon inconscient et le sien sont en *discussion* en dehors de ma conscience : en effet quand je me prépare à dire quelque chose, elle se met à tousser, à avoir des manifestations émotives avant que j'aie prononcé le premier mot.

Je lui propose un code pour la myopie : … *je dois visuellement être performant par rapport à un danger qui se rapproche (dans le temps ou l'espace), tout proche ou des proches (les familiers et la famille)…*

Le Bio-Choc :

Le sujet raconte plusieurs drames mais ne peut contacter d'émotion. Le décor convient, mais l'émotion n'y est pas. Le sujet est bloqué émotionnellement… Finalement, à force de patience, je choisis une scène au cours de laquelle elle est poursuivie par un Monsieur qui s'approche d'elle pour en abuser !

Je fixe, *j'ancre*, la sensation (une douleur dans la poitrine avec chaleur et gêne respiratoire) et lui propose de garder cette sensation comme fil conducteur pour faire la liste des scènes, des chocs antérieurs qui procurent la même sensation en remontant le cours du temps.[1]

Elle remonte le temps, elle remonte encore et se retrouve au cours de la guerre entre le Japon et les USA plusieurs années avant sa naissance. Elle est dans une rizière, elle écarte les touffes comme un rideau et reçoit une rafale de balles en pleine poitrine tirée par deux soldats. C'est la mort !

Elle remonte encore le temps et se retrouve dans le noir : quelqu'un l'étouffe ! Cela se passe il y a un ou deux siècles : c'est la mort !

Elle trouve une solution, une ressource, un instant de grâce… et la magie s'opère.

Nous avons parlé de l'Instant de la Guérison mais le temps existe-t-il ?

Pour cette personne, les scènes qu'elle a retrouvées sont-elles une réalité, un rêve, une illusion, une mémoire transgénérationnelle, une vie antérieure… toutes ces possibilités à la fois ?

Parfois nous sommes témoins d'une transformation, d'un changement qui n'est pas compatible avec la *logique officielle*. Pourtant nous l'avons vu : cela va plus vite que le temps…

À chacun d'y mettre son cadre, sa croyance, sa façon de concevoir le monde !

Alors écoutez-moi, lisez-moi mais ne me croyez pas ! Si vous l'acceptez continuez l'expérience !

1. C'est un exercice de PNL : l'histoire de vie..

Près d'une tombe,
passe une ombre
qui s'arrête un instant,
qui suspend le temps.

Elle lit sur la pierre burinée
le nom de l'homme du passé
qui fut en ce temps suranné
celui de la silhouette trépassée.

Elle retrouve l'histoire d'autrefois
vie d'homme périlleuse, le choix…
ressentir, connaître l'Expérience
l'Amour, le Projet et le Sens.

Il dit à la Pierre : c'était moi !
Il dévoile ce secret d'ici-bas.

La Pierre ne lui répond pas !
Surtout « Ne me croyez pas » !

# Bibliographie

Afin de continuer l'exploration du décodage biologique et de la thérapie nous pouvons vous proposer les lectures suivantes :

### *1. Ouvrages liés au décodage biologique des maladies*

**Mon corps pour me guérir**, de Christian Flèche aux éditions Le Souffle d'Or.

**Décodage biologique des maladies**, manuel pratique, de Christian Flèche aux éditions Le Souffle d'Or.

**Le Roy se crée**, de Christian Flèche aux éditions Le Souffle d'Or.

**Aujourd'hui, quelle aventure !**, de Christian Flèche aux éditions Bérangel.

**La médecine sens dessus dessous**, de G. Mambretti aux éditions Amrita.

**Origine et prévention des maladies**, de Salomon Sellam aux éditions Quintessence.

**Enquêtes psychosomatiques**, de Salomé Sellam aux éditions Quintessence.

**Les entretiens psychosomatiques**, de Salomé Sellam aux éditions Bérangel.

**Le syndrome du gisant**, de Salomé Sellam aux éditions Bérangel.

**Des ancêtres encombrants**, de Hervé et Mireille Scala aux éditons le Souffle d'Or.

**Le cancer apprivoisé**, de Léon Renard aux éditions Soleil.

**Guérir avec Thérèse**, de Pierre-Jean Thomas-Lamotte aux éditons Téqui.

**Écouter et comprendre la maladie**, de Pierre-Jean Thomas-Lamotte aux éditons Téqui.

**Le dictionnaire affectif des plantes**, de Bernard Vial aux éditions Sauramps.

**Décodage biologique et destin familial**, de Pascal Obissier aux éditons Le Souffle d'Or.

**CAUSE ET SENS** : magazine collectif, articles écrits par les chercheurs en Bio-Psycho-Généalogie ; 4 numéros par an. Abonnement par correspondance : Cause et sens, 25 rue du Centre 34160 Saint-Drézery, aux éditions Bérangel.

### *2. Ouvrages liés à la Thérapie*

**Les psychothérapies**, de Nathalie Sinelnikoff aux éditions ESF.

**Le livre du ça**, de Georges Groddeck aux éditions Gallimard.

**La psychothérapie, un savoir étrange**, de Lucien Tenenbaum aux éditions Le Souffle d'Or.

**Psychobiologie de la guérison**, d'Ernest Lawrence Rossi aux éditions Le Souffle d'Or.

**Thérapies hors du commun,** de W.H. de O'Hanlon et A.L. Hexum aux éditions Satas.

**Nouvelles stratégies en thérapies familiales**, de Jay Haley, aux Éditions Universitaires.

**Un thérapeute hors du commun**, de Jay Haley, aux éditions Épi.

**La thérapie provocatrice**, de F. Farrelly et J. Brandsma aux éditions Actualisation.

**Victime des autres, bourreau de soi-même**, de Guy Corneau aux éditions Laffont.

**La réalité de la réalité**, de P. Watzlawick aux éditions Points.

**Changements**, de P. Watzlawick aux éditions Points.

**Le courage d'être soi,** de J. Salomé aux éditions du Relié.

**Les secrets de la communication**, de Bandler et Grinder aux éditions Le Jour.

**L'aventure d'une guérison**, du Dr Carl Simonton aux éditions J'ai Lu.

**Constellations familiales**, de Bert Hellinger et G. ten Hövel aux éditions Le Souffle d'Or.

**La légende des comportements**, d'Henri Laborit aux éditions Flammarion.

**Le théâtre de la guérison**, d'A. Jodorowsky.

**Un Evangile pour guérir**, d'A Jodorowski.

**Works**, de Katie Baron.

### *3. Divers*

Atelier avec D. Ciussi.

**Le manuel** d'Epictète aux éditions Nathan.

La **Bible** de Jérusalem et TOB.

**L'album double Blanc**, des Beatles chez Apple.

Le **Pentateuque** de Rashi.

**Le symbolisme du Corps Humain** d'Annick de Souzenelle.

**Œuvres complètes** de Rumi.

*Impression réalisée sur CAMERON par*

BUSSIÈRE CAMEDAN IMPRIMERIES

GROUPE CPI

*à Saint-Amand-Montrond (Cher)*
*en juin 2004*

N° d'impression : 042410/1.
Dépôt légal : juin 2004.

*Imprimé en France*